SCOTT WILBERTZ

STOFFWECHSEL BESCHLEUNIGEN

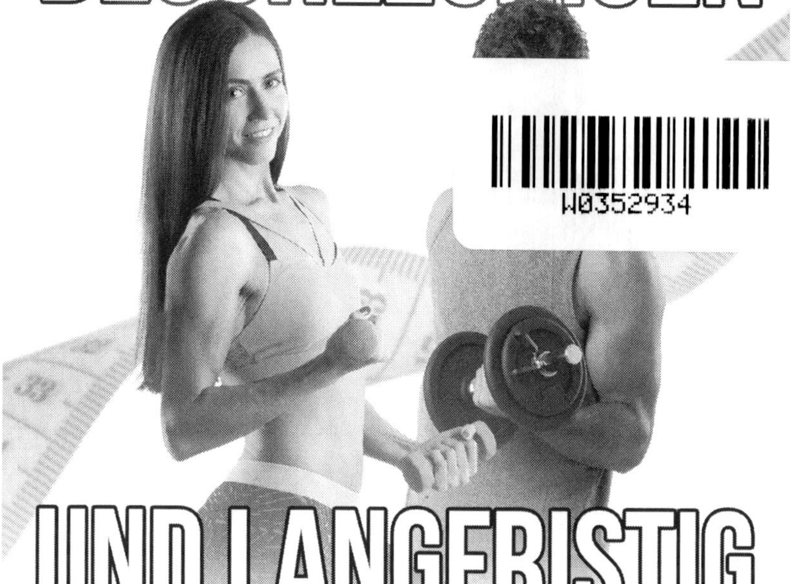

UND LANGFRISTIG ABNEHMEN

Sofort deutlich mehr Kalorien verbrauchen und die Fettverbrennung effektiv steigern

INHALTSVERZEICHNIS

1 VORWORT UND ALLGEMEINES

„Es ist wichtig, den Stoffwechsel in Schwung zu bringen.“ Nicht selten hört man hauptsächlich diesen Ratschlag in diversen Diät-Ratgebern oder Forenbeiträgen, in denen es darum gehen soll, möglichst effektiv Gewicht zu verlieren. Das ist jedoch einfacher gesagt als getan. Vor allem für Personen ohne Vorkenntnisse kann es dabei schnell zu Missverständnissen kommen, welche grobe Fehler nach sich ziehen. Diese Fehler wirken sich zwar meist nicht schädlich auf die körperliche Gesundheit aus, können Trainingserfolge aber durchaus minimieren.

Um diesen Missverständnissen vorzubeugen, gibt es diesen Ratgeber.
Nachfolgend werden alle Vorgänge des Körpers so erklärt, dass man sich nicht mehr nach Tipps und Tricks aus dem Internet und diversen Diät-Handbüchern richten muss, sondern vielmehr ein eigener Plan entwickelt werden kann. Nach diesem Plan können eigene Bedürfnisse und individuelle Reaktionen des Körpers abgewogen und eingeplant werden.

Mit guten Tipps und hilfreichen Ratschlägen ist es möglich, einen eigenen Ernährungs- oder Sportplan aufzustellen, nach dem individuell für den eigenen Körper die besten Ergebnisse erzielt werden können.

Was die meisten Handbücher und Ratgeber vernachlässigen, ist ebenso auch der gewichtigste Punkt beim erfolgreichen Abnehmen: die Eigenheiten des Körpers. Jeder Mensch reagiert unterschiedlich auf bestimmte Stimulationen und Einflüsse.
Diese gilt es in einem Prozess herauszufinden und so zu ordnen, dass die Resultate bestmöglich genutzt werden können.

Also worauf noch warten?

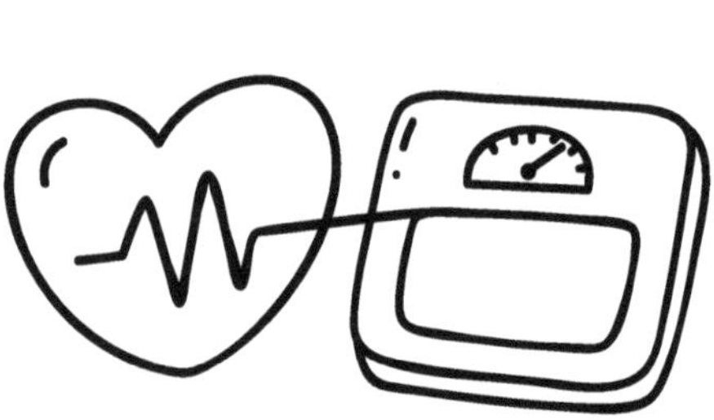

2 STOFFWECHSEL UND GRUNDLEGENDE ERKLÄRUNGEN

Den Stoffwechsel anzukurbeln ist die erfolgreichste und vielversprechendste Möglichkeit, um Gewicht zu verlieren und seiner Sommerfigur ein Stück näherzukommen.

Dazu ist es jedoch nötig zu wissen, was der Stoffwechsel eigentlich ist und wie das ganze System funktioniert. Wenn dieses Prinzip verstanden wird, ist es nur noch ein Leichtes, die entsprechenden Umstände auf den eigenen Alltag abzustimmen und maximale Ergebnisse zu erzielen.

Was ist der Stoffwechsel?

Zunächst sei gesagt, dass der Stoffwechsel oft fehlgedeutet wird. Die Meisten würden behaupten, der Stoffwechsel sei mit der Verdauung gleichzusetzen. Dem ist allerdings nicht so. Der Stoffwechsel an sich beschreibt sämtliche Vorgänge, die biochemischen Ursprungs sind und innerhalb der Zellen des Körpers geschehen.

Der Stoffwechsel sorgt beispielsweise dafür, dass durch Nahrung aufgenommene Nährstoffe zur Energiegewinnung und für den Aufbau von neuen Gewebestrukturen genutzt werden können. Dabei wird von wissenschaftlicher Seite grundsätzlich zwischen anabolem und katabolem Stoffwechsel unterschieden. Der anabole Teil des Stoffwechsels ist dafür verantwortlich, dass beispielsweise Muskelstrukturen mithilfe von Nährstoffen aufgebaut und erweitert werden. Der katabole Teil hingegen trägt dafür Sorge, dass Energie aus Nährstoffen bezogen und dem Körper bereitgestellt werden kann.

Die Verdauung ist weder ein Teil des Stoffwechsels, noch ist sie der Stoffwechsel selbst. Sie kann als Grundvoraussetzung für den Stoffwechsel beschrieben werden. Durch Verdauungsprozesse werden Nahrungsmittel zersetzt und in für den Körper nutzbare und transportable Stoffe umgewandelt.

Diese Stoffe wiederum werden dann durch Stoffwechselprozesse in den Zellen für anabole oder katabole Aktivitäten genutzt. Das geschieht, indem die umgesetzten Stoffe in sogenannte Zucker und ähnliche Stoffe umgesetzt werden.

Die Stoffe gelangen über diverse Prozesse in das Blut, welches den maßgeblichen Transporttrakt für die Nährstoffe darstellt. Über das Blut werden die Stoffe im Körper verteilt und können damit zu den entsprechenden Zellen und Organen geliefert werden, die diese weiterverarbeiten.
Beeinflusst wird der Stoffwechsel hauptsächlich durch bestimmte Mengen an Hormonen, Enzymen und nicht zuletzt durch die Umweltbedingungen.

So haben beispielsweise große Temperaturschwankungen einen beschleunigenden Einfluss auf den Stoffwechsel.

Wie funktioniert der Stoffwechsel?

Der Stoffwechsel funktioniert grundlegend nach einem recht einfachen Prinzip. Ähnlich wie bei einer Verwertungsmaschine werden Stoffe zugeführt und umgewandelt.
Jedoch ist der Metabolismus dabei keine eigene Maschinerie, die lediglich ihre Arbeit ableisten muss, sondern von diversen Faktoren abhängig.

Zunächst werden dem Körper Nährstoffe zugeführt. Ob dies in Form von Nahrung, Getränken oder gar Infusionen geschieht, ist dabei nebensächlich. Diese Nahrung wird – sofern es sich dabei um oral aufgenommene Nahrung handelt – im Verdauungstrakt verarbeitet.
Durch Magensäure und Enzyme werden die Nahrungsmittel aufgespalten und in einzelne Nährstoffe und Stoffgruppen zerlegt. Haben diese Nährstoffe eine Form angenommen, in welcher sie durch den Körper kursieren können, gelangen die Stoffe durch Zell- und Organprozesse ins Blut.

Über den Blutkreislauf, der den gesamten Körper durchzieht, können an dafür vorgesehenen Stellen bestimmte Nährstoffe abgelagert und genutzt werden. Vorrangig handelt es sich dabei um Energie. Diese Energie wird in erster Linie durch Nahrung in Form von Fetten, Proteinen und Kohlenhydraten aufgenommen. Fette und Proteine haben jedoch eine Art Mehrfachwirkung.

Die Kohlenhydrate hingegen werden maßgeblich zur Energiegewinnung herangezogen. Sie werden in einfache Saccharide – also Zucker – zerlegt.

Beispielhaft dafür sind hauptsächlich Glukose und Fructose. Die Zuckermoleküle werden dann über das Blut an verschiedenste Orte transportiert und dort genutzt. Herrscht ein Überschuss an Energie, können nicht alle Zuckermoleküle genutzt werden. Daraufhin schließen sich die Moleküle zu langkettigeren Molekülen zusammen und werden so eingespeichert. Dieser Vorgang wird nach außen hin als das Aufbauen von Fettgewebe beobachtet.

Ähnliche Vorgänge zeichnen sich bei Proteinen, Fetten und Mineralstoffen ab, wobei diese eine geringere Energiedichte haben und daher weniger als Fettgewebe eingelagert werden.

Was verursacht eine Beschleunigung/ Verlangsamung?

Eine Beschleunigung des Stoffwechsels beschreibt weniger eine aktivere Verdauung, wie einige sicher denken würden, sondern vielmehr eine erhöhte Umsetzung von Stoffen im Körper. Diese erhöhte Umsetzung hängt von vielen verschiedenen Faktoren ab.

Natürlich ist der Stoffwechsel ebenso von diversen anderen Gründen abhängig. Umstände wie die Umgebungstemperatur oder der individuelle und körperbedingte Hormonspiegel lassen sich jedoch nur unter gewissen Umständen beeinflussen.

Durch einen Saunagang oder die Einnahme bestimmter zusätzlicher Botenstoffe und Hormone ist die Möglichkeit der Stoffwechselbeschleunigung schwierig umzusetzen. Die eigene körperliche Aktivität und die Zusammensetzung der aufgenommenen Nahrung hingegen können mit nur wenigen Schritten stark beeinflusst werden.
So erhöht beispielsweise eine gesteigerte körperliche Aktivität während des Sports ebenso die Aktivität des Stoffwechsels.

Der Körper – insbesondere die Muskeln – benötigen für eine erhöhte Leistung vor allen Dingen Sauerstoff. Dieser Sauerstoff gelangt von den Lungen ins Blut und wiederum darüber in die Zellen, welche den Sauerstoff verwerten. Um dieser erhöhten Transportleistung Herr zu werden, erhöht sich die Stoffwechselaktivität.

Dadurch kann mehr Blut und somit mehr Sauerstoff transportiert werden.

Bei der Nahrungsaufnahme ist ein ähnliches Prinzip zu beobachten. Bestimmte Stoffe verlangen dem Körper mehr Arbeit zur Umsetzung ab als andere.
So erhöhen beispielsweise scharfe Gewürze die Aktivität des Stoffwechsels, indem die Durchblutung gefördert wird. Andere Stoffe hingegen –beispielsweise einfache Zucker oder Saccharide – müssen vom Körper wenig bis gar nicht umgewandelt werden und benötigen damit weniger Arbeitsleistung bei der Umsetzung, die der Metabolismus (oder auch Stoffwechsel) bedienen muss.

Welche Auswirkungen hat eine Beschleunigung auf den Körper?

Eine Beschleunigung des Stoffwechsels hat im groben Sinne eine Folge. Durch die erhöhte Arbeit zur Umsetzung verschiedener Stoffe wird eine größere Menge an Energie benötigt.

Wie bei sämtlichen Prozessen – gleich ob biologischer, chemischer oder maschineller Natur – befinden sich benötigte Energie und verausgabte Energie etwa im Gleichgewicht. Das Problem beim menschlichen Körper ist es, dass im Falle einer erhöhten Energiezufuhr diese nicht direkt verbraucht werden kann. Deshalb lagern sich überschüssige Energiemengen in Form von Fettgewebe an. Das jedoch ist genau das Gegenteil vom Abnehmen.

Ziel sollte es sein, das Maß der verausgabten Energie so zu erhöhen, dass es das Maß der zugeführten Energie übersteigt. Ist dies der Fall, so greift der Stoffwechsel nicht etwa auf die Energie zurück, welche durch Nahrung zugeführt wird, sondern vielmehr auf die körpereigenen Reserven. Diese Reserven sind die Fettpolster, die vermindert werden sollen.

Wenn die Stoffwechselaktivität steigt, wird für die Umsetzung und den Transport bestimmter Nährstoffe mehr Energie benötigt. Die körpereigenen Reserven sind vielschichtig und können dementsprechend vom Körper bezogen werden.

In erster Linie jedoch handelt es sich dabei vor allem um Fettpolster und Muskelstrukturen. Warum Muskeln, würde man sich fragen? Muskeln sind für den Körper eine große energetische Belastung und ein Energiespeicher zugleich.
Um das Energieungleichgewicht aus zugeführter und verbrauchter Energie zu regulieren, ist es für den Körper die effektivste Maßnahme, die Muskelmasse zu reduzieren.

Gleichzeitig werden jedoch ebenso die Fettreserven angegriffen, da Fettstrukturen schlichtweg mit sehr viel weniger Aufwand vom Körper aufgebrochen und die Energie daraus nutzbar gemacht werden kann.
Eine Beschleunigung des Stoffwechsels hat also hauptsächlich zur Folge, dass mehr Energie verbraucht wird. Ob diese Energie aus zugeführter Nahrung oder den Reserven bezogen wird, kann einzig und allein mit der Ernährung gesteuert werden.

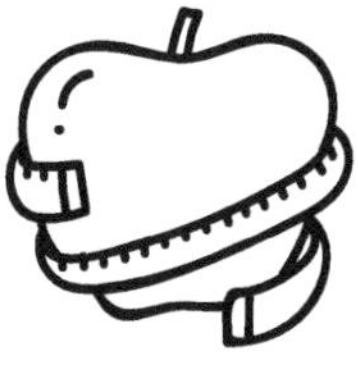

3 STOFFWECHSEL BESCHLEUNIGEN MIT DER RICHTIGEN ERNÄHRUNG

Die effektivste und vor allem unter Sportlern gängigste Methode ist es, den Stoffwechsel mithilfe der Ernährung anzukurbeln und damit größere Ziele im Bereich des Gewichtsverlustes zu erreichen. Dabei wird insbesondere auf Nährstoffe, Nährstoffzusammensetzungen, Mengen und das richtige Timing geachtet.

Der Grundsatz unter Leistungssportlern „30 % Sport / 70 % Ernährung“ trifft dabei vollumfänglich zu.

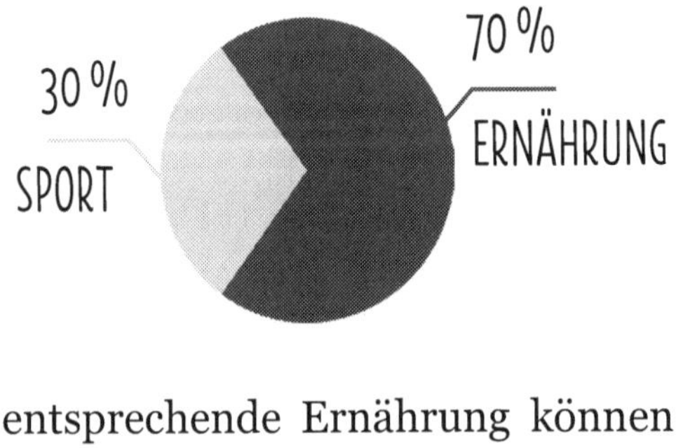

Ohne die entsprechende Ernährung können Ergebnisse maßgeblich gedämpft werden. Wichtig ist es, dabei vor allen Dingen auf den eigenen Körper zu hören und diesen in die Planung mit einzubeziehen.

Schließlich soll eine solche Methode keineswegs dazu führen, dass die Ernährung lediglich für eine bestimmte Zeit ausgesetzt wird, sodass sich nach dem Absetzen der „Diät“ der allseits bekannte Jo-Jo-Effekt einstellen kann.

Ernährung allgemein

Gesunde Ernährung, welche einen Gewichtsverlust bewirken soll, wird oftmals falsch interpretiert. Nicht selten werden unter einem solchen Terminus große Einschränkungen und strikte Ernährungspläne verstanden. Das ist jedoch keinesfalls korrekt.

In einer wirklich gesunden und ausgewogenen Ernährung muss nicht verzichtet und die Mahlzeiten nicht durch teure Shakes und Ähnliches ersetzt werden.

Wichtig ist bei dieser Ernährungsweise vor allen Dingen, speziell auf die drei großen W-Fragen zu achten.

Auf das „Was", das „Wie" und das „Wann".

WAS WIE WANN

Das „Was" beschreibt in erster Linie die wichtigen Bestandteile der Ernährung. Es sieht vor, in welchen Mengen und auf welche Nährstoffe besonders großer Wert gelegt werden sollte.

Das „Wie" wird oftmals unterschätzt. Wie, in welcher Form und nach welchem System Nahrung aufgenommen wird, hat allerdings einen ebenso großen Einfluss auf den Stoffwechsel. So ist es beispielsweise ratsamer, Gemüse nur kurz zu verkochen oder im besten Falle roh zu konsumieren, da dadurch besonders viele Nährstoffe erhalten werden, welche vom Körper aufgelöst werden müssen und damit den Stoffwechsel zusätzlich belasten. Auch ist es durchaus sinnvoll, Mahlzeiten weitaus langsamer zu sich zu nehmen, als es üblicherweise der Fall sein würde.

Die Verdauung hat somit mehr Zeit, die Stoffe zu verarbeiten. Und der Körper sendet eher das typische Sättigungsgefühl aus. Damit wird nicht nur eine übermäßige Zufuhr an Energie verhindert, sondern der Metabolismus gleichmäßiger, länger und stetiger belastet. Je länger und konstanter die Belastung ist, desto mehr Energie wird aus den Reserven bezogen und das Fett schwindet.
Daher ist es ebenfalls ratsam, die Mahlzeiten des Tages auf viele kleinere Mahlzeiten aufzuteilen. Auf diese Weise werden Verdauung und Stoffwechsel gleichmäßiger beschäftigt und können über einen längeren Zeitraum auf die Fettreserven zurückgreifen.

Protein

Das „Was“ bei der Ernährung ist selbstverständlich der entscheidende Faktor. Alles Timing und jeder Sport der Welt hilft nicht, wenn die grundlegende Zusammensetzung der Ernährung nicht stimmt.
Besonders wichtig für den Stoffwechsel ist das Eiweiß.

Der sogenannte Aminosäuren-Stoffwechsel sorgt dafür, dass die aus der Nahrung aufgenommenen Proteine zu einem Teil als Energiespeicher eingelagert werden und andererseits in Form von Aminosäuren über das Blut in die Muskeln und umliegenden Zellen gelangen.

Die Aminosäuren werden aus der Blutbahn in die Zellen transportiert und dienen nebenbei den Muskeln als Energiequelle, hauptsächlich aber als Grundstruktur für Muskeln, welche neu aufgebaut werden. Zusätzlich unterstützen die Aminosäuren gewisse Hormon- und Enzymprozesse im Körper.
Am wichtigsten jedoch ist, dass das Protein die sogenannte Proteinbiosynthese unterstützt. Unter Proteinbiosynthese wird grundsätzlich verstanden, dass in den Zellen des Körpers neue Proteinzellen angereichert werden. Um diese Strukturen aufzubauen, benötigt es Energie, an deren Bereitstellung der Stoffwechsel maßgeblich beteiligt ist. Je stärker diese Synthese ausfällt, desto aktiver ist der Stoffwechsel. Vor allem Eiweiß hilft also dabei, den Metabolismus zu steigern. Eine proteinreiche Kost sollte demnach in jedem Falle in einem entsprechenden Ernährungsplan eingeplant werden.

Kohlenhydrate

Kohlenhydrate werden oft in sämtlichen Ernährungsratgebern verteufelt. Extreme Low Carb bis hin zu No Carb Diäten raten dazu, die Finger gänzlich von Kohlenhydraten zu lassen. Das jedoch kann sehr viel schwieriger sein, als man es sich vorstellen mag, da nahezu jedes Lebensmittel einen gewissen Anteil an Kohlenhydraten vorweist. Das Geheimnis ist es, nicht komplett auf Carbs zu verzichten, sondern diese bewusst zu konsumieren.

Insbesondere in Bezug auf den Stoffwechsel ist das umso wichtiger, da hier schnell zu den falschen Kohlenhydraten gegriffen werden kann. Die Kohlenhydrate können sich prinzipiell als Zuckerstrukturen vorgestellt werden. Diese Zuckerstrukturen werden im Körper dann in einfachere Strukturen wie beispielsweise Fruktose und Glukose aufgelöst, damit sie im Körper transportiert werden können. Nun ist es so, dass vor allem kurzkettige Zuckerstrukturen, welche durch Nahrung aufgenommen werden, dem Körper sehr viel weniger Energie abverlangen, da sie nur minimal aufgespalten und umstrukturiert werden müssen.

Diese kurzkettigen Kohlenhydratstrukturen sind hauptsächlich in Zucker – den sogenannten Sacchariden – und in Weizenmehlprodukten zu finden. Der Stoffwechsel wird dadurch weniger belastet. Langkettige Zuckerstrukturen, wie sie beispielsweise in braunem Reis, Nüssen, Bananen, Kartoffeln oder Vollkornprodukten zu finden sind, erfordern einen wesentlich höheren Aufwand, die Molekülstrukturen aufzubrechen und in einfachere Moleküle umzuwandeln. Der Metabolismus wird dadurch stärker beansprucht und bezieht mehr Energie aus den Fettreserven.

Fette

Fette werden nahezu in gleichem Maße verteufelt wie die Kohlenhydrate, wenn auch in einem anderen Zusammenhang. Die allgemeine Meinung würde behaupten, Fette seien ein Nahrungsbestandteil, der lediglich dafür geeignet ist, in die körpereigenen Fettzellen eingespeichert zu werden. Das stimmt so allerdings nicht.

Fette übernehmen nicht nur wichtige Funktionen im Biosystem des Körpers, sondern sind zudem für die Fettverbrennung verantwortlich. Selbstverständlich wird auch ein Teil der Fette in den eigenen Reserven gespeichert. Mit ein wenig Know-how kann diese Mengenrelation gesteuert werden. Dazu ist es zunächst wichtig zu wissen, dass Fette grundsätzlich aufgeteilt werden können. Es gibt gesättigte und ungesättigte Fettsäuren. Diese verschiedenen Anteile übernehmen unterschiedliche Aufgaben und haben somit verschiedene Einwirkungen auf den Stoffwechsel.

Gesättigte Fettsäuren

Die gesättigten Fettsäuren werden allgemeinhin als die „schlechten“ Fettsäuren angesehen. Im ernährungstechnischen und biologischen Zusammenhang sind diese Fette zwar in einem gewissen Maß notwendig, für die Aktivität des Stoffwechsels und den angestrebten Gewichtsverlust jedoch absolut hinderlich.

Diese Fettsäuren sind vorwiegend in tierischen Fetten, Milchprodukten und Ölen zu finden. Mit der hohen Energiedichte von Fett wird der Stoff verdaut. Aufgrund der leichten Aufspaltbarkeit von Fett ist es daher zusätzlich kein großer Aufwand für den Körper, die Energie erreichbar zu machen.
Der Stoffwechsel bleibt damit weitestgehend unbelastet.

Die Molekülstruktur dieser Fettsäuren ermöglicht es zudem nicht, die Säure für andere Aufgaben zu nutzen. Das Fett wird hauptsächlich vom Körper als Energiereservoir angesehen und dementsprechend in die eigenen Fettzellen umgeleitet, um dort eingespeichert zu werden. Der Stoffwechsel wird dadurch nicht aktiviert.

Zusätzlich werden noch Fettreserven aufgebaut, welche das Ergebnis des Abnehmens dämpfen. In den Nährstofftabellen der eingekauften Lebensmittel sollte also darauf geachtet werden, dass die gesättigten Fettsäuren einen möglichst geringen Anteil am Gesamtfett haben.

Ungesättigte Fettsäuren

Die ungesättigten Fettsäuren hingegen sind optimal für den Stoffwechsel. Im Allgemeinen auch als die „guten“ Fettsäuren bezeichnet, sind diese Fette vor allem in Früchten, Nüssen und ähnlichen Hülsenfrüchten zu finden. Die Avocado ist das exemplarische Vorstellbeispiel. Die exotische Frucht ist besonders reich an ungesättigten Fettsäuren und daher speziell unter Sportlern so sehr beliebt.

Ungesättigte Fettsäuren haben eine viel komplexere Struktur und können dementsprechend nicht so einfach vom Körper aufgebrochen werden wie die gesättigten Fettsäuren. Der Stoffwechsel hat dabei viel stärker zu arbeiten. Dieser erhöhte Energieverbrauch bei der Umwandlung macht sich deutlich in dem Bezug der Fettreserven bemerkbar. Zusätzlich übernehmen die ungesättigten Fettsäuren noch eine Charge an weiteren Aufgaben, welche zum körperlichen Erhalt des Organismus beitragen.

So wird die Funktion der Leber – des wichtigsten Organs des Körpers – positiv durch diese Fettsäuren beeinflusst. Die Säuren regen hormonelle Produktionen an und begünstigen dadurch die Leberaktivität sowie die Aktivität des Stoffwechsels. Durch die hormonfördernden und enzymanregenden Wirkungen der Fette werden zusätzlich das Muskelwachstum und die Regeneration der Muskelfasern unterstützt.

Aufgrund der Beteiligung an all diesen Prozessen ist es erforderlich, die dafür benötigte Leistung von einer Quelle zu beziehen. Der Stoffwechsel wird demnach zusätzlich beansprucht, um die sich auf den Körper positiv auswirkenden Prozesse zu speisen. Die ungesättigten Fettsäuren sind ebenfalls in der Nährwerttabelle auf der Rückseite der eingekauften Lebensmittel zu finden.

Beim Einkaufen sollte also darauf geachtet werden, dass diese Fettsäuren in einem besonders hohen Maß vorhanden sind, um den Stoffwechsel zusätzlich zu pushen und den Körper bei Regenerations- und Entgiftungsprozessen zu unterstützen.

Gewürze

Bei einer gesunden Ernährung ist es praktisch unausweichlich, dass selbst gekocht werden muss. Wenn zusätzlich noch der Stoffwechsel mit der Ernährung angekurbelt werden soll, ist es umso wichtiger, selbst und vor allem frisch zu kochen.

Doch nicht nur die Zusammensetzung der Nährstoffe, die Frische der Zutaten und das Ernährungstiming können Stellschrauben für den Stoffwechsel sein. Auch Gewürze können einen erheblichen Einfluss auf die Aktivität des Metabolismus nehmen. Dabei agieren die Gewürze in beiderlei Richtungen. Insbesondere scharfe Gewürze helfen dabei, den Stoffwechsel anzutreiben. Die Schärfe darin, wie sie beispielsweise bei Paprika oder Chilis das sogenannte Capsaicin verursacht, erhöht die Durchblutung im Bereich der Schleimhäute, welche die Schärfe aufnehmen.
Auf diese erhöhte Durchblutung folgt ein höherer Energiebedarf, um das Schärfemittel aus den Schleimhäuten abzutransportieren.

Dadurch wird der Stoffwechsel positiv beeinflusst. Dasselbe Prinzip lässt sich auf andere scharfe Gewürze wie Pfeffer oder Ingwer übertragen.

Aber auch völlig unerwartete Gewürze wie beispielsweise Zimt können dazu beitragen, den Stoffwechsel zu pushen.

Das im Zimt enthaltene Zimtaldehyd ist das Öl in der Rinde, das ihm den unvergleichlichen Geschmack verleiht. Im Körper jedoch beeinflusst es die sogenannte Thermogenese. Durch diesen Vorgang wird im Körper Wärme produziert beziehungsweise ausgeschüttet. Diese Wärme entspricht einer gewissen Energie, welche wiederum vom Stoffwechsel aus den Fettreserven gespeist wird. Bei dem nächsten Dessert darf also gern eine extra Prise Zimt verwendet werden.

Im Gegenzug dazu sorgt zum Beispiel Salz für eine wesentliche Verlangsamung des Stoffwechsels. Durch die Veränderung des Salzgehaltes im Körper wird es diesem zunehmend schwergemacht, diverse Transportflüssigkeiten durch die Zellen zu leiten.

Eine Stagnation der Arbeitsleistung ist mit einem geringeren Energieverbrauch und demzufolge mit einem weniger aktiven Stoffwechsel zu verbinden.
Mit Salz sollte daher beim Würzen nicht zu großzügig umgegangen werden.

Früchte

Hinsichtlich der Einplanung von Früchten sollte man bei einer gesunden Ernährung vorsichtig sein. In vielen Früchten und Obstsorten befindet sich ein hoher Anteil Fruchtzucker, welcher für den Körper in keiner Weise eine große Arbeitsleistung in Form des Umwandelns voraussetzt.
Citrusfrüchte hingegen sind dafür umso besser. Viele Zitrusfrüchte wie Zitronen, Orangen, Limetten oder Grapefruits enthalten einen hohen Anteil an gesundem Vitamin C. Dieses Vitamin unterstützt nicht nur das Bindegewebe, das den Körper straffer und jünger aussehen lässt, sondern schützt zusätzlich vor den sogenannten freien Radikalen, die beim Stoffwechseln entstehen.

Durch das Vitamin C wird ebenso die Synthese von Carnitin unterstützt, welches maßgeblich an den Prozessen des Energiestoffwechsels beteiligt ist.

Zitrusfrüchte helfen also nicht direkt, den Stoffwechsel anzutreiben, jedoch wird dieser durch das Vitamin C indirekt unterstützt, was eine erhöhte Aktivität des Stoffwechsels ermöglicht.
Sollte zu anderen Früchten gegriffen werden, ist darauf zu achten, dass es sich dabei um Früchte handelt, die keinen allzu hohen Fructose-Wert haben. Äpfel sind dafür beispielsweise perfekt.

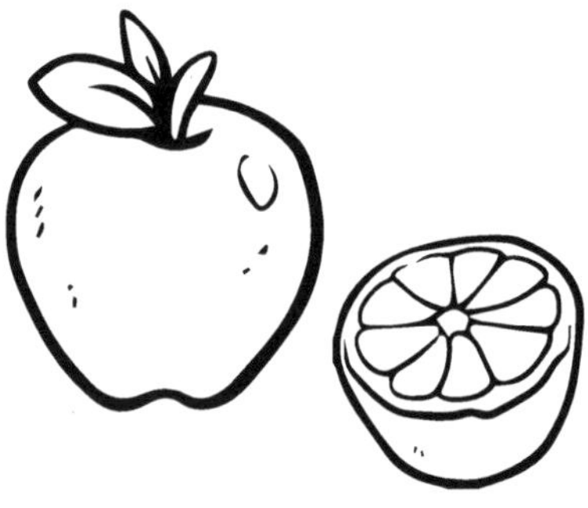

4 STOFFWECHSEL BESCHLEUNIGEN MIT GETRÄNKEN

Den Stoffwechsel mit einfachen Getränken anzukurbeln, ist eine weithin unterschätzte Methode. Das Wichtigste dabei ist vor allem, dass die Getränke hauptsächlich aus Wasser bestehen.

Dennoch kann das Wasser mit einigen Zutaten versetzt werden, welche zusätzlich einen positiven Einfluss auf den Metabolismus haben. Dabei sind manche Getränke besser geeignet als andere. Entscheidend ist es, darauf zu achten, dass die Getränke möglichst wenig bis gar nicht mit Zucker versetzt sind. Auf stark zuckerhaltige Limonaden wie Cola oder Fanta sollte daher verzichtet werden.

Der Zucker hat denselben negativen Einfluss auf den Stoffwechsel wie kurzkettige Kohlenhydrate, die über die Nahrung aufgenommen werden. Ein weiterer wichtiger Faktor ist dazu die Menge an konsumierter Flüssigkeit.

Wasser

Wasser ist eine vor allem in der Sportler-Ernährung ziemlich unbeachtete Ressource. Selbst viele Leistungssportler, die sich der Wichtigkeit von Wasser bewusst sind, trinken nicht ausreichend.
Mindestens drei Liter Wasser sollte der Mensch täglich zu sich nehmen.

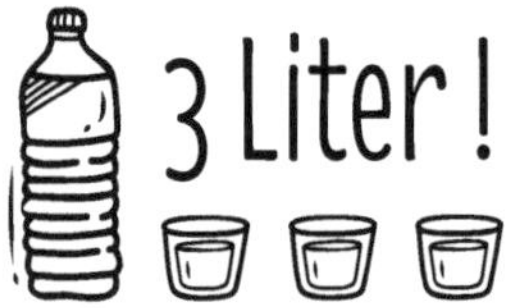

Zwar scheint diese Menge relativ hoch zu sein, ist jedoch absolut gesund. Der Körper reagiert auf ein Flüssigkeitsdefizit mit bestimmten Symptomen. Diese Symptome sollen eine anstehende Dehydration vermeiden.
Da die meisten Menschen allerdings fast ausschließlich zu den Mahlzeiten trinken, wird dieser Durst oft mit Hunger verwechselt. Dadurch wird es dem Körper ermöglicht, weitere Energiezufuhren einzuspeichern. Wird jedoch ausschließlich Wasser in einem gesunden Maß konsumiert, so kann es als Transportmittel für bestimmte Nährstoffe dienen.

Das Wasser wird in die Zellhydration und in den Blutkreislauf eingespeist, was einerseits das Blut verflüssigt und andererseits die Transportleistung bestimmter Nährstoffe durch Blut und Zellen erhöht. Durch diese erhöhte mögliche Leistung arbeitet der Stoffwechsel stärker und verbrennt damit das Fett aus den Fettreserven. Mit einem ausreichenden Wasserkonsum ist also bereits ein großer Schritt getan.

Tee

Ein gemütlicher Tee würde von der allgemeinen Vorstellung wohl kaum ins Bild eines aktiven Stoffwechsels passen. Bei einem Tee denkt man eher an das gemütliche Kaffeekränzchen am Nachmittag, bei welchem sämtliche Beteiligte alles andere im Sinn haben als einen aktiven Stoffwechsel.

Der große Punkt dabei ist die Sorte des Tees. Während Kamillentee hauptsächlich bei Erkältungen und Infekten helfen soll, ist es beim Stoffwechsel vor allem der grüne und der schwarze Tee.

Bei dem grünen Tee ist es insbesondere der große Anteil an den sogenannten Catechinen. Die Catechine im Tee haben nicht nur eine antibakterielle Wirkung, sondern fördern ebenso die Thermogenese.

Durch diese Wärmeproduktion wird die Aktivität des Stoffwechsels gesteigert und es kann mehr Fett verbrannt werden. Neben dem positiven Einfluss auf Immunsystem und Stoffwechsel hat der grüne Tee vor allen Dingen einen entscheidenden Vorteil: Durch die enthaltenen Bitterstoffe wird der Magen beruhigt und das Hungergefühl gedämpft. Bei einer Heißhungerattacke gibt es also kaum etwas Wirkungsvolleres als einen grünen Tee.

Der schwarze Tee hat den zusätzlichen Vorteil, dass neben den Catechinen auch Koffein im Getränk enthalten ist. Die antibakterielle Wirkung ist ähnlich der vom grünen Tee. Somit sind auch die positiven Einflüsse auf Hungergefühl, Darmflora, Immunsystem und Sättigung gegeben. Geringfügig effektiver beim Antrieb des Stoffwechsels ist der Tee aufgrund der Kombination von Catechinen und Koffein.

Wichtig ist es jedoch dabei, möglichst auf die Verwendung von Zucker zu verzichten. Dieser hätte in etwa dieselbe Wirkung wie in Softdrinks und würde negativ zur Entwicklung des Stoffwechsels beitragen.

Kaffee

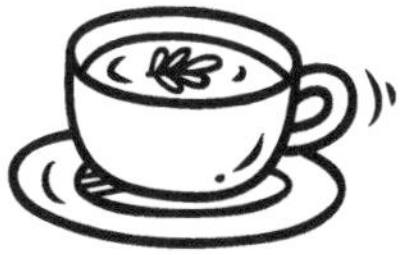

Ein Kaffee hat ungefähr den gleichen Effekt wie ein schwarzer Tee. Bei einigen gehört er zur regulären Morgenroutine, bei anderen zum nachmittäglichen Kaffee und Kuchen. Besonders für Personen, die keine Fans des Teegenusses sind, ist Kaffee die optimale Alternative. Die Bitterstoffe im Kaffee sorgen nicht nur für ein gewisses Sättigungsgefühl. Besonders das Koffein ist für den Stoffwechselschub verantwortlich. Ähnlich wie die Catechine unterstützt das Koffein die Thermogenese. Die Energie, welche aufgebracht werden muss, um diese Wärme zu erzeugen, wird von den Reserven über den Stoffwechsel gespeist.

Wichtig ist es, auch hier darauf zu achten, dass das Getränk möglichst zuckerfrei genossen wird.

Ob Milch hinzugefügt wird oder nicht, hat keinen signifikanten Einfluss auf den Stoffwechsel. Zwar enthält die Milch Eiweiß, jedoch ist dieser Wert im Kaffee zu gering, um einen wirklichen Einfluss zu haben.

Limonaden

Wenn man das Wort „Limonade“ hört, kommen einem sofort die großen Marken Cola, Fanta und Sprite in den Kopf. Doch genau diese Getränke sind nicht gemeint. Die Rede ist von naturbelassenen und stoffwechselfördernden Limonaden.
Dazu gehören insbesondere Mate-Getränke, selbstgemachte Limonaden und mit Früchten und Gemüse versetztes Wasser.

Die Mate-Getränke haben in den letzten Jahren einen großen Aufschwung erlebt. Nicht zuletzt aufgrund des natürlichen herben Geschmackes und der wachmachenden Wirkung sind sie so beliebt. Für den Stoffwechsel durchaus interessant ist in erster Linie die aufmunternde Wirkung.

Das in Mate-Getränken enthaltene Koffein wirkt ähnlich wie beim Kaffee und begünstigt damit die Thermogenese, welche wiederum den Stoffwechsel antreibt.

Selbstgemachte Limonaden werden meist aus Zitrusfrüchten gewonnen, da sie durch den intensiven Geschmack und ihren Fruchtzucker punkten können. Das Vitamin C aus den Zitrusfrüchten hat denselben Einfluss wie der Vitamin-C-Gehalt in der Ernährung. Das Carnitin unterstützt den Energiestoffwechsel und damit ebenso die Fettverbrennung. Es ist jedoch darauf zu achten, dass möglichst kein zusätzlicher Zucker hinzugefügt wird. Das mit Gemüse und Früchten versetzte Wasser hat im Prinzip eine Art Kombinationswirkung aus reinem Wasser und Limonade.

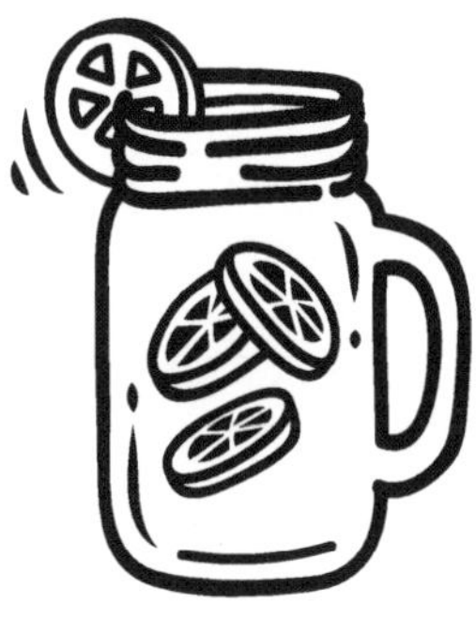

Das Wasser unterstützt die Hydration des Körpers und die Zusatzstoffe können den Stoffwechsel zusätzlich anregen. Die Verwendung von Zitrusfrüchten bietet sich besonders an. Doch auch Zusätze wie beispielsweise Ingwer können dabei helfen, den Stoffwechsel anzutreiben.
Die Schärfemittel im Ingwer und deren Öle verteilen sich im Wasser und unterstützen ebenso die Thermogenese im Körper.

Dadurch entsteht nicht nur ein antibakteriell wirkendes und wärmendes Gefühl, sondern auch die Fettverbrennung wird zusätzlich angekurbelt.

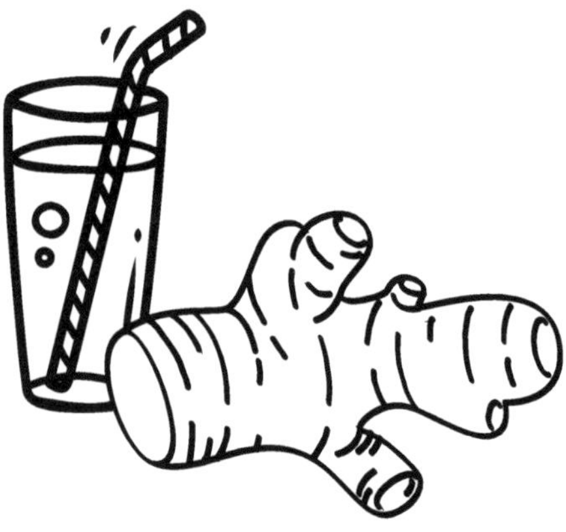

5 STOFFWECHSEL BESCHLEUNIGEN MIT SUPPLEMENTS

Den Stoffwechsel mit Hilfe von Supplements – sogenannten Nahrungsergänzungsmitteln – anzutreiben, ist längst kein Geheimnis mehr. Diese Ergänzungsmittel sind jedoch keinesfalls mit Steroiden oder ähnlichen leistungssteigernden Mitteln vergleichbar.
Während Steroide maßgeblichen Einfluss auf Regenerationszeiten, -zyklen und -volumen nehmen, sind die Ergänzungsmittel lediglich dafür geeignet, eventuelle Nährstoffdefizite zu begleichen. Vor allem für Leistungssportler sind diese Präparate unabdingbar, da durch das hohe Trainingsvolumen kaum die Menge an Nährstoffen lediglich durch Nahrung aufgenommen werden kann, wie es nötig wäre.

Die Supplements gibt es mittlerweile in sämtliche Varianten und Ausführungen. Selbst veganes Eiweiß ist heute keine Seltenheit. Doch nicht nur für Sportler und Fitness-Ambitionierte sind Ergänzungsmittel eine ernstzunehmende Alternative.

Da für Leistungssportler im Bereich des Bodybuildings die Wettkampfform erreicht werden muss, wurden speziell für diesen Zweck ebenfalls bestimmte Präparate entwickelt. Ziel der Wettkampfform ist es, möglichst viel Fett in kurzer Zeit zu verlieren. Das wird hauptsächlich mit einer Methode ermöglicht: mit der Erhöhung der Aktivität des Stoffwechsels.

Proteinshakes

Proteinshakes sind der wohl gängigste Weg, eine bestehende Ernährung zu ergänzen. Dabei geht es den meisten Sportlern vorrangig um den täglichen Proteinhaushalt.

Gerade für Bodybuilder im Profi-Sport ist es praktisch unmöglich, den täglichen Proteinbedarf mit reiner Nahrung zu decken. Alternativ wird dann zu Proteinshakes gegriffen, welche besonders reichhaltig an dem leicht aufnehmbaren Molkenprotein sind.

Allerdings geht es den Sportlern dabei weniger um den Stoffwechsel. Dieser wird durch das Protein ähnlich beeinflusst wie durch die reguläre Ernährung. Dank der geförderten Proteinbiosynthese wird zusätzlich Energie verbraucht, welche der Stoffwechsel liefert. Der Vorteil dabei ist, dass mit dem herkömmlichen Shake kaum andere Nährstoffe aufgenommen werden.

Während bei einer normalen festen Nahrung unweigerlich Kohlenhydrate und Fette mitgegeben werden, liefert der Proteinshake – je nach Zusammensetzung – hauptsächlich das begehrte Eiweiß und eventuell ein paar wenige Vitamine. Der Kohlenhydrat- und Fettanteil ist dabei reduziert. Der Stoffwechsel wird also angeregt und gleichzeitig so gut wie keine Energie in Form von Kohlenhydraten aufgenommen, welche eingespeichert werden können.

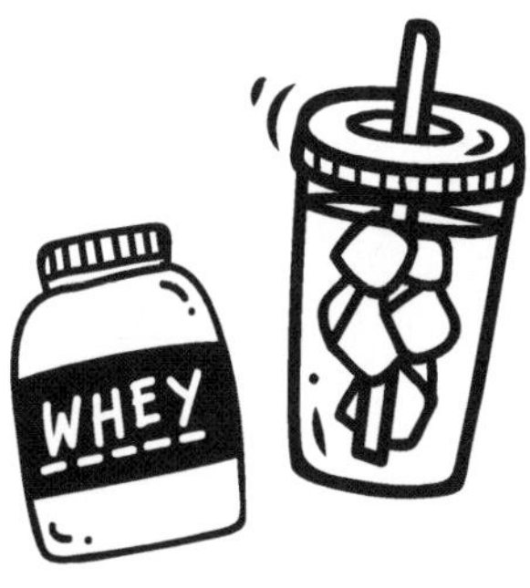

Fatburner

Für Sportler besonders interessant sind die sogenannten Booster und Fatburner. Bei dieser Art von Supplements handelt es sich um Präparate, die vor allen Dingen Einfluss auf den Stoffwechsel nehmen sollen. Anders als beim Proteinpulver steht dabei also nicht etwa eine Ergänzung der Nährstoffmengen im Vordergrund, sondern lediglich der Schub des Metabolismus, um höhere Leistungen erbringen zu können und mehr Fett zu verbrennen.

Erhältlich sind diese Fatburner in diversen Varianten. Nur selten jedoch werden diese Stoffe direkt als Fatburner ausgeschrieben.
Wenn das doch der Fall sein sollte, so handelt es sich meist um Kombinationsprodukte, welche neben den vor allem für den Stoffwechsel wichtigen Stoffen auch andere, unnötige Inhaltsstoffe enthalten. Die wirkungsvollsten und bewährtesten sind dabei Vitaminpräparate, Fatburner mit verschiedenen Mitteln in Kapselform, sogenanntes L-Carnitin, das Forskolin und der Stoff CLA, der abgekürzt für Conjugated Linoleic Acid steht.

Vitaminpräparate

Die Vitaminpräparate bezeichnen praktisch sämtliche Arten von Nahrungsergänzungsmitteln, die vor allen Dingen mit einem hohen Gehalt an bestimmten Vitaminen den Stoffwechsel anregen sollen. Dabei ist nicht spezifisch festgelegt, in welcher Menge welches Vitamin vertreten sein muss.

Die Stoffe können in einer Kombinationspackung oder einzeln zu sich genommen werden. Man kann sich ein solches Präparat ähnlich wie eine Magnesiumtablette vorstellen. Die Präparate begrenzen sich jedoch nicht ausschließlich auf die Tablettenform. Auch als Pulver oder in Form eines Gels werden die Vitamine verkauft.
Die wichtigsten und damit gängigsten verkauften Vitamine sind das Carnitin, das Ubichinon, Vitamin C und E und das sogenannte Beta-Carotin.

Ubichinon trägt einen großen Teil zum Energiestoffwechsel bei. In der natürlichen Nahrung wird es meist über Fleisch, Eier und weitere proteinlastige Nahrungsmittel aufgenommen.

Das Q10 Vitaminoid ist in der Regel in einer gemaßregelten Konzentration im Körper vorhanden. Ab den 40ern jedoch beginnt der Wert zu sinken – vor allem im Herzen. Mit dem entsprechenden Präparat kann diesem Vorgang entgegengewirkt und der Stoffwechsel beschleunigt werden. Vitamin C und E unterstützen die Synthese von Carnitin und treiben damit ebenso den Stoffwechsel an.

Das Vitaminoid Beta-Carotin ist ein fettlösliches Vitamin. Natürliche Quellen sind vor allem unbehandeltes Obst und Gemüse. Durch das Einfangen freier Radikale wird nicht nur das Immunsystem positiv beeinflusst. Auch der Stoffwechsel wird gepusht.

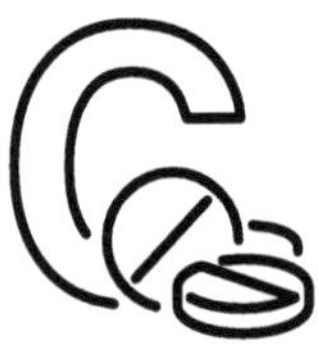

Kapseln

Bei den in Kapseln verkäuflichen Supplements kann es sich um dieselben Inhaltsstoffe wie die der Vitaminpräparate handeln. Ein Vorteil der Kapseln ist, dass in den löslichen Gelatinebehältern wesentlich stärkere Mittel enthalten sein können. Statt lediglich auf die Wirkung von Vitaminen und Enzymen zu setzen, werden Koffein oder ähnliche stoffwechselsteigernde Mittel direkt in das Verdauungssystem eingespeist. Das Koffein fördert die Thermogenese und steigert damit den Stoffwechsel ungemein. Daraus folgend wird die Fettverbrennung ebenfalls angeregt.

Doch nicht nur Koffein ist dabei ein vielversprechender Inhaltsstoff. Sogenannte Grüntee-Kapseln beinhalten unter anderem die wichtigen Wirkstoffe des grünen Tees. Die darin enthaltenen Catechine wirken ähnlich wie das Koffein und unterstützen die Thermogenese. Auch die Kombination von Grüntee-Extrakt, Koffein und/oder Vitaminpräparaten ist nicht ausgeschlossen.

L-Carnitin

Das L-Carnitin ist ein besonders beliebter Ergänzungsstoff, um die letzten Fettreserven zum Schmelzen zu bringen. Während das Vitamin C die Synthese dieses Stoffes begünstigt, kann das Carnitin ebenfalls extern durch Tabletten oder Kapseln aufgenommen werden.

Der aus Aminosäuren bestehende Stoff spielt eine enorme Rolle beim Energiestoffwechsel. Nicht nur das Fett wird durch diesen Stoff in Energie umgewandelt, sondern auch die Fettsäuren werden mithilfe des Carnitins transportiert. Die Wirksamkeit des Carnitins als Supplement ist ein Thema, über welches sich Fitnessbranche und Wissenschaft seit Jahren streiten. In der Industrie wird das Präparat als einer der am stärksten wirkenden Fatburner gehandelt. Die Wissenschaft ist da jedoch gänzlich anderer Meinung.

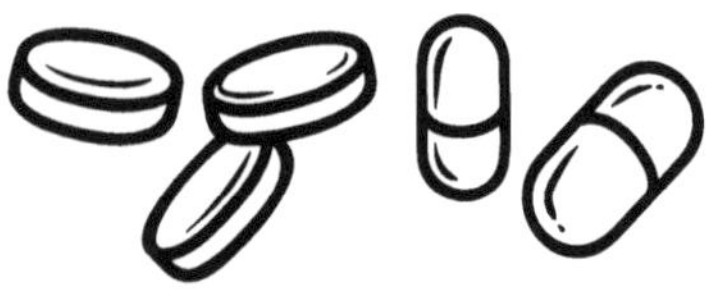

Studien zufolge, die die Wirkung des Carnitins befür-worten, sollen etwa zwei bis drei Gramm des Präparats wahlweise morgens oder unmittelbar vor dem Training eingenommen werden, um optimale Ergebnisse zu erzielen.

Zwar wird die körpereigene Synthese durch den Zusatzstoff entlastet, jedoch ist die Einnahme eines solchen Supplements keinesfalls als Dauerlösung zu empfehlen. Bei einem dauerhaften Gebrauch könnte die körpereigene Synthese des Carnitins stark vermindert bis komplett eingestellt werden.

Diesem Vorgang ist in jedem Fall entgegenzuarbeiten. Über eine ausgewogene Ernährung sollte zwar eine ausreichende Menge des Stoffes aufgenommen werden, doch die größten Mengen Carnitin befinden sich hauptsächlich in rotem Fleisch.
Besonders Vegetariern und Veganern wird es daher schwer gemacht, genügend Carnitin über die Ernährung aufzunehmen. Um den Bedarf dennoch zu decken, ist es empfehlenswert, zu Supplements zu greifen.

Forskolin

Das sogenannte Wundermittel Forskolin hat seinen Erfolg nicht zuletzt dem großen Abnehm-Hype aus den USA zu verdanken. Der Stoff wird aus einer Art Heilpflanze gewonnen, welche der Kamille oder dem Salbei ähnelt. Diese Pflanze jedoch stammt aus dem Himalaya. Die Rede ist vom Coleus forskholii-Gewächs. Einerseits wird die Hormonausschüttung durch das Forskolin begünstigt und zum anderen belegen Studien, dass die Testosteronproduktion ebenfalls angeregt werden solle.

Das Hormon, welches hauptsächlich ausgeschüttet wird, ist das sogenannte Lipase-Hormon. Dieses Hormon hat die grundlegende Aufgabe, Fettgewebe so umzuwandeln, dass es vom Körper genutzt werden kann. Je höher also die Ausschüttung, desto höher die Umsetzung. Je mehr Fett umgesetzt wird, desto weniger befindet sich davon im Fettgewebe. Der Stoffwechsel wird dadurch zwar nur indirekt beeinflusst, indem es die Erreichbarkeit der Energie aus den Fettreserven erhöht, aber es kann dadurch signifikant Fett verbrannt werden.

Die Einnahmezeit des Stoffes ist dabei unbedeutend. Bis zu dreimal täglich á etwa 40 Milligramm kann man bedenkenlos zu sich nehmen. Doch auch hier sei bei einem Dauerkonsum Vorsicht geboten. Forskolin wird in der Medizin vor allem auch als Blutverdünner eingesetzt und sollte daher nicht dauerhaft konsumiert werden, um Langzeitschäden am Herzen zu verhindern.

CLA

Die Conjugated linoleic acid (CLA) ist eine Fettsäure, welche normalerweise ebenfalls über die geregelte Nahrungsaufnahme zugeführt wird. CLA gehört zu den mehrfach ungesättigten Fettsäuren und ist damit eine der „guten". Ähnlich wie die bekannten Omega-3-Fettsäuren, welche vornehmlich in Fischprodukten zu finden sind, wirkt die CLA ebenso auf Leber, Hormonausschüttung, Fettverbrennung und Muskelregeneration.

Die Aufnahme der Fettsäure ist deshalb so wichtig, weil sie nicht vom Körper hergestellt oder synthetisiert werden kann.

Durch CLA wird die gesunde Leberaktivität unterstützt. Weiterhin werden durch die Thermogenese die Fettverbrennung angetrieben und wichtige Hormone für den Stoffwechsel ausgeschüttet. Während einer Diätphase kann das Ergänzungsmittel also ungemein unterstützend wirken.

Auch hier sei jedoch gesagt, dass ein übermäßiger Dauerkonsum keinesfalls gesund für den Körper ist. Stattdessen sollte während der straffen Diätphase täglich zu etwa drei bis sechs Gramm des Supplements gegriffen werden. Um die Aufnahme im Körper möglichst optimal zu gestalten, ist es ratsam, das Ergänzungsmittel bis zu dreimal täglich einzunehmen. Die Mengen werden dann dementsprechend angepasst.

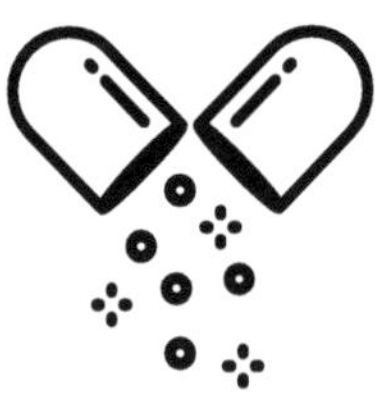

Bis zu 3 x täglich!

6 STOFFWECHSEL BESCHLEUNIGEN MIT SPORT

Wer sich ein wenig mit dem Thema Stoffwechsel und Abnehmen beschäftigt hat, wird schnell feststellen, dass für das rein körperliche Ergebnis zwar eine Umstellung der Ernährung und eine Anregung des Stoffwechsels durch Nahrung, Getränke und Supplemente ausreichen sollte, für maximale Ergebnisse jedoch eine sportliche Betätigung eine immens große Rolle spielt.

Die Ernährung ist zweifelsfrei der maßgeblich größte Stellregler für das Abnehmen und die körperliche Form. Allerdings kann der Stoffwechsel insbesondere durch Sport aktiviert werden. Wichtig ist, dabei vor allem auch auf die passende Kombination zu achten.
Die grobe Faustregel besagt, dass sich nach dem Leitfaden „**30 % Sport / 70 % Ernährung**“ gerichtet werden kann.

Die Anregung des Stoffwechsels ist bei einer sportlichen Betätigung hauptsächlich auf die Belastung und die Belastungsdauer zurückzuführen. Dabei werden die Muskeln so beansprucht, dass eine gewisse Energie aufgebracht werden muss, um dieser Belastung entgegenzuwirken. Diese Energie wird wahlweise aus Ernährung und den Fettreserven bezogen. Je mehr Energie also aufgebracht werden muss, desto aktiver muss der Stoffwechsel arbeiten und desto mehr Fett wird effektiv verbrannt.

Es ist jedoch darauf zu achten, dass nicht zu viel trainiert wird. Je mehr Energie verbraucht wird, desto mehr Fett wird verbrannt.

Ab einer Trainingsdauer von etwa 90 Minuten jedoch beginnt der Körper, nicht mehr an die Fettreserven zu gehen. Er greift stattdessen ausschließlich auf die Muskelmasse zurück. Ab diesem Zeitpunkt ist der Stoffwechsel zwar nach wie vor aktiv, wird allerdings – entgegengesetzt zu dem eigentlichen Ziel, Fett zu verbrennen – das Fett erhalten und die formende Muskelmasse reduzieren.

Außerdem kann der sogenannte Nachbrenneffekt beim Sport und beim Abnehmen ein wertvoller Begleiter sein. Selbst nach dem Beenden des Trainings ist der Stoffwechsel noch 60 bis 90 Minuten lang auf einem erhöhten Level aktiv, bis er sich wieder auf einem Normalzustand einpegelt. Während dieser Zeit wird zusätzliches Fett verbrannt, was sich auf der Waage bemerkbar macht.

Kraftsport

Beim Kraftsport ist die Belastung der entscheidende Faktor, der den Stoffwechsel beeinflusst. Klassischerweise werden dafür Gewichte im Fitnessstudio oder im Freien gehoben. Das oberste Ziel beim Kraftsport ist es in der Regel, Muskeln aufzubauen. Für einen Muskelaufbau muss die Muskelfaser ausreichend belastet werden, damit sogenannte Mikrorisse im Querschnitt dieser Muskelfaser entstehen. Beim Regenerationsprozess und dem Heilvorgang der Muskelfaser schließen sich die Risse und die Muskelfaser wird dadurch in ihrem Querschnitt vergrößert.

Diesen Vorgang nennt man Muskelhypertrophie. Wie bei verletztem Gewebe auf der Haut werden die Verletzungen also geheilt, indem sich die Wunden verschließen und der Querschnitt wird durch eventuelles Narbengewebe vergrößert.

Der positive Nebeneffekt dabei ist, dass insbesondere während des Trainings der Stoffwechsel stark beansprucht wird. Die Muskeln benötigen nicht nur Energie, welche bereitgestellt werden muss, um der Belastung entgegenzuwirken – sie brauchen für den Bewegungsablauf zusätzlich Sauerstoff. Dieser Sauerstoff kommt aus der Luft, wird in den Lungen in das Blut gelöst und über den Blutkreislauf in die Muskeln transportiert. Im Allgemeinen und von außen wird dies als der typische „Pump“ wahrgenommen.

Die Muskeln und umliegendes Gewebe füllen sich mit Blut, das den Sauerstoff in die Zellen transportiert. Dadurch steigt das optische Volumen und die allgemeine Körperphysik ändert sich. Aufgrund dieser erhöhten Transportleistung des Blutes erhöht sich ebenfalls die Stoffwechselaktivität, welche den Herzrhythmus in Schwung bringen muss, um dem Sauerstoffbedarf nachzukommen.

Dabei kann grundsätzlich zwischen drei verschiedenen Kraftsportarten unterschieden werden: dem allgemeinen Training im Fitnessstudio, dem Bodybuilding und dem etwas athletischeren Sport – den sogenannten Freeletics.

Fitnessstudio

Der spezielle Punkt beim Training im Fitnessstudio ist der, dass bei diesem Training vorwiegend Muskelgruppen isoliert trainiert werden. Dadurch werden bestimmte Muskelgruppen gegebenenfalls spezieller und effektiver angesprochen. Durch ein intensives Training ist es also realisierbar, den Aufbau von Muskeln in einem höheren Maß zu ermöglichen, da die Muskeln spezieller und effizienter belastet werden können.

Die Risse in der Muskelfaser sind dann entsprechend ausgeprägt und können sich regenerieren. Der große Vorteil für den Muskelaufbau ist jedoch zeitgleich der Nachteil für den Stoffwechsel.

Dadurch, dass Muskelgruppen nur isoliert angesprochen werden, steigt der Sauerstoff- und allgemeine Energiebedarf nur geringfügig an, da es sich dabei meist um kleinere Muskelgruppen handelt, deren optisches Defizit ausgeglichen werden soll.

Zwar wird der Stoffwechsel geringfügig angetrieben, jedoch kaum in einem Maße, in welchem es eine große Bedeutung für die Fettverbrennung oder den Körperfettanteil hat.

Dabei ist anzumerken: Je größer die Muskelgruppe ist, welche trainiert wird, desto größer sind die Auswirkungen auf den Stoffwechsel.

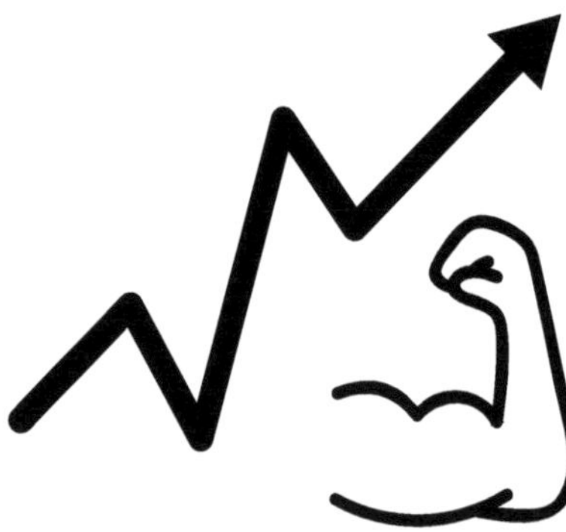

Freeletics

Freeletics ist eine Sportart, die besonders in den letzten Jahren immer mehr an Bedeutung gewonnen hat. Das klassische Fitnessstudio wird nicht selten gegen die unkonventionelleren Trainingsmethoden eingetauscht.

Beim Freeletics geht es vor allem darum, mit möglichst wenig zusätzlichem Equipment zu trainieren. Hanteln und Gewichte werden daher eher vernachlässigt. Stattdessen wird zu den klassischen Übungen und freiem Training gegriffen.

Die Übungen beinhalten hauptsächlich viele Grundübungen und -bewegungen. Das schließt Klimmzüge, Kniebeuge, Liegestütze und Rückenübungen mit ein. Auf diese Weise werden nicht nur spezielle Muskelgruppen trainiert, sondern gleich ganze Körperpartien. Der Vorteil daran ist, dass vor allen Dingen große Muskelgruppen trainiert werden. Während der Übungsausführung arbeiten dann noch zusätzlich kleinere Muskelgruppen mit, um eine stabilisierende oder orientierende Leistung zu erbringen.

Dadurch wird das Volumen an trainierten Muskeln im Gegensatz zum isolierten Training massiv erhöht. Folglich steigt nicht nur die Belastungsenergie an, sondern auch der Sauerstoffbedarf. Der Stoffwechsel wird durch die daraus benötigte Energie entsprechend stärker belastet als bei einem herkömmlichen Isolationstraining.

Bodybuilding

Das klassische Bodybuilding hat einen weit verbreiteten, recht eindeutigen Ruf. Wenn man sich Bodybuilding vorstellen darf, kommen einem sofort die braungebrannten und muskelbepackten Schwergewichte in den Sinn, die an Wettkämpfen teilnehmen. Das jedoch ist ein Irrglaube. Bodybuilding muss nicht zwingend in eine extreme Richtung ausufern. Wie der Name bereits erahnen lässt, geht es dabei vorrangig um den kontrollierten Aufbau von Muskeln, um damit den Körper zu formen.

Da beim Bodybuilding in erster Linie der massive Aufbau von Muskeln im Vordergrund steht, ist eine dementsprechend hohe Belastung notwendig.

Dabei werden Trainingsmethoden des Isolationstrainings und die Methoden von Grundübungen kombiniert. Häufig Anwendung findet vor allem das sogenannte Maximalkrafttraining, welches eine Belastung der Muskeln mit einem so hohen Gewicht vorsieht, dass maximal drei bis vier Wiederholungen einer einzelnen Übung durchgeführt werden.

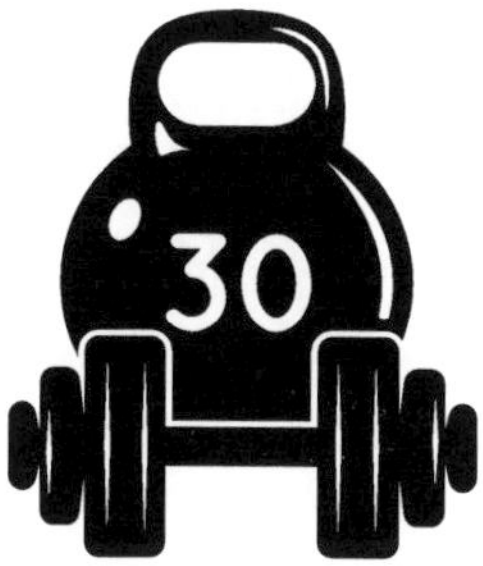

Diese extrem hohe Belastung soll die Muskeln an die Leistungsgrenze bringen, an der das Leistungspensum der Muskeln vollends ausgeschöpft ist. Ist das der Fall, wird vorausgesetzt, dass im Vorfeld eine große Menge an Energie und Sauerstoff bereitgestellt wurde, um der Belastung standzuhalten. Demzufolge kann mit der maximalen Belastung der Muskeln im Zuge von Grundübungen der Stoffwechsel wesentlich beschleunigt werden.

Ausdauersport

Um Fett zu verbrennen und den Körper in Form zu bringen, ist der Ausdauersport die wahrscheinlich gängigste Methode. Ob Joggen, Schwimmen oder Radfahren: Besonders im Frühling und in den Sommermonaten sind viele Sportler zu beobachten, die ihrer Beschäftigung im Freien nachgehen.

Die Effektivität des Ausdauersports liegt dabei nicht etwa wie beim Krafttraining in der Belastung der Muskeln verborgen, sondern in der Belastungsdauer. Der Muskel wird über einen längeren Zeitraum nicht stark, dafür aber immer wiederkehrend belastet. Im optimalen Fall ist es natürlich ebenfalls das Ziel, den Muskel an die Belastungsgrenze zu bringen, jedoch hat diese Methode gänzlich andere Auswirkungen auf den Stoffwechsel und die Muskelregeneration. Dadurch, dass der Muskel über einen länger anhaltenden Zeitraum stückweise an die Leistungsgrenze gebracht wird, passt sich der Muskel an diese Belastungssituation an.

Nicht der Muskelumfang steigert sich, wie es beim Bodybuilding der Fall ist, sondern die zeitliche Belastbarkeit. Auch die Wirkung auf den Stoffwechsel ist komplett anders. Der längere Belastungszeitraum erfordert ein geringfügig höheres Maß an Muskelkraft, da die Muskelfaser Schritt für Schritt bis zur Grenze belastet wird.

Zusätzlich erhöht sich der Sauerstoffbedarf stark im Hinblick auf das Erreichen der Leistungsgrenze, um die Muskelkraft zu kompensieren. Mit einem Training bis an die persönliche Leistungsgrenze ist es demnach möglich, den Stoffwechsel auf ein maximal mögliches Level zu heben.

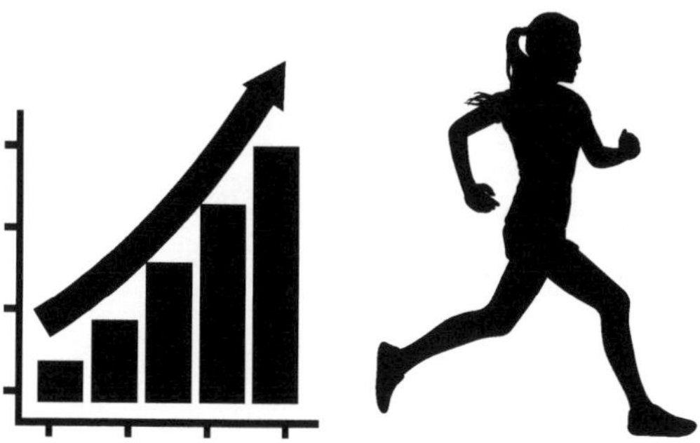

Schwimmen

Schwimmen ist der wohl am meisten unterschätzte Ausdauersport, welcher effektiv betrieben werden kann. Viele setzen Schwimmen mit einem gemütlichen Besuch im Freibad gleich. Wer sich jedoch selbst während dieses Freibadbesuchs dazu aufraffen kann, ein paar Bahnen zu ziehen, wird schnell feststellen, dass der Schwimmsport außerordentlich fordernd ist.

Vor allem liegt das daran, dass beim Schwimmen so ziemlich alle Muskeln des Körpers gleichzeitig arbeiten. Während einer einzigen Schwimmbewegung werden Beine, Arme, Schultern und Rücken aktiv belastet. Dazu kommen die Rumpfmuskeln und kleinere Muskelpartien, welche die Stabilität im Wasser gewährleisten. Bei einer kompletten Verausgabung im Wasser werden alle Muskeln so trainiert, bis nichts mehr möglich ist.

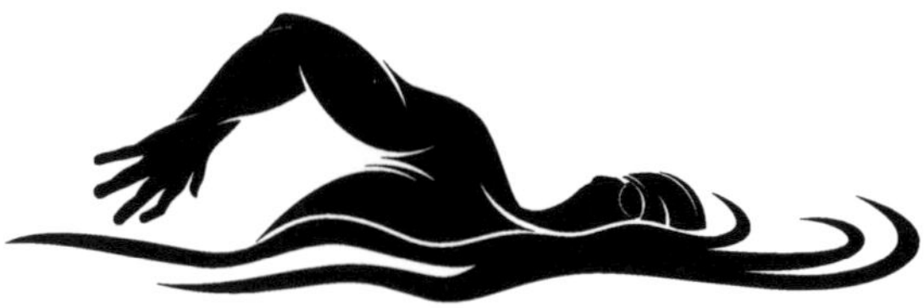

Diese Muskeln benötigen – wie bei jeder körperlichen Betätigung – viel Energie und Sauerstoff, um die Schwimmbewegungen auszuführen.

Je stärker und länger die Muskeln demnach gleichzeitig belastet werden, desto mehr steigt die Aktivität des Stoffwechsels. Zudem ist die Belastung nicht so stark wie bei einem Krafttraining. Die Muskelmasse, welche trainiert wird, wird also nicht vorrangig aufgebaut, sondern belastbarer gemacht. Das Volumen ändert sich dadurch kaum. Lediglich die zeitliche Belastbarkeit steigt an.

Joggen

Vor allen Dingen im Sommer ist der Laufsport besonders populär. Das gute Wetter und die Temperaturen animieren viele, einige Schritte vor die Tür zu setzen und eine Runde joggen zu gehen. Dabei ist bei den meisten das Ziel gar nicht dahingehend gesetzt, unbedingt den Stoffwechsel dadurch anzutreiben. Vielmehr geht es um eine allgemeine sportliche Betätigung.

Der Ausdauersport belastet insbesondere die Beinmuskeln. Jedoch nicht etwa in einem Maß, in welchem verstärkt Muskeln aufgebaut werden würden. Sofern nicht bis an eine körperliche Schmerzgrenze trainiert wird, hält sich der Muskelaufbau in Grenzen.

Viel wichtiger ist hierbei die Einwirkung auf den Metabolismus. Die Beinmuskulatur ist die volumenmäßig größte Muskulatur des Körpers. Die Waden, die Oberschenkel und die Pomuskulatur haben daher einen entsprechend hohen Energiebedarf. Wenn nun all diese großen Muskelgruppen über einen verhältnismäßig längeren Zeitraum belastet werden, benötigen sie allesamt Energie und Sauerstoff.

Der Transport erfolgt über den Stoffwechsel, welcher mehr Arbeit zu leisten hat, je mehr Muskeln belastet werden. Um also mit dem Joggen möglichst viel Fett zu verbrennen und den Stoffwechsel maximal anzutreiben, sollte die Beinmuskulatur möglichst bis zur persönlichen Leistungsgrenze trainiert werden.

Cycling

Radfahren ist ein besonders spezieller Sport. In praktisch sämtlichen Schwierigkeitsgraden durchführbar, kann der Sport vom absoluten Laien bis hin zum professionellen Radsportler betrieben werden. Sportevents wie die Tour de France sind dabei die Höhepunkte einer Radfahrerkarriere.

Ähnlich wie beim Joggen zeichnet sich dabei das Muster des Beintrainings ab. Die Arme und der Oberkörper werden bei diesem Training vernachlässigt. Nicht nur, weil sie schlichtweg nicht trainiert werden, sondern auch, weil ein zu voluminöser Oberkörper vor allem im Wettkampfsport hinderlich wäre. Umso mehr werden jedoch Oberschenkelmuskeln, Waden, Pomuskulatur und Beinbeuger beziehungsweise Musculus biceps femoris trainiert.
Da diese Muskeln wieder die volumenmäßig größten Muskeln des Körpers sind, ist die Wirkung auf den Stoffwechsel absehbar.

Je mehr in die Pedale getreten wird, desto heftiger wird die Atmung. Jede Radfahrer, der bereits versucht hat, dabei bis an seine Grenzen zu stoßen, wird das bestätigen.

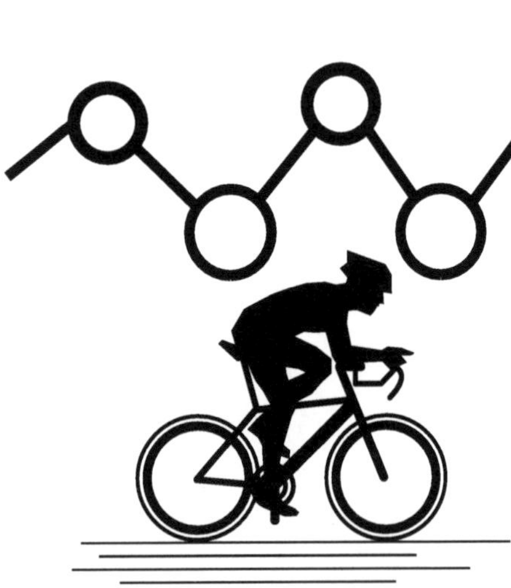

Die intensivere Atmung ist eine einfache Folge der erhöhten Sauerstoffzufuhr durch die Lunge. Somit wird der Stoffwechsel vorranging durch anstrengende Passagen angetrieben.
Die Muskulatur wird dabei nicht durch ein hohes Gewicht belastet. Daher ist es umso wichtiger, aus der Puste zu geraten, um den Stoffwechsel effektiv zu beschleunigen.

Leistungssport

Der Leistungssport ist ein bemerkenswerter Fettkiller. Nicht umsonst sehen die meisten Profi-Sportler aus wie aus Stein gemeißelt. Dabei spielt es kaum eine Rolle, ob es sich um Gewichtheber, Sprinter, Schwimmer, Fußballer oder Boxer handelt. Das Geheimnis des Leistungssports ist teilweise der Erfolgsdruck. Besonders große Sportler sind auf die Erfolge in ihrer Disziplin angewiesen. Doch die extreme Wirkung auf den Stoffwechsel und damit auf die gesamte Körperphysik zeigt sich erst im Training.

Im Leistungssport ist das oberste Ziel nicht etwa der Aufbau von Muskeln, eine besonders ausdauernde Belastung oder ein geringer Körperfettanteil. Wie der Name bereits verrät, wird im Leistungssport in erster Linie versucht, die Leistung immens zu steigern. Das Wachstum von Muskeln und die Verringerung des Körperfettanteils sind dabei nur positive Nebenwirkungen. Um jedoch die eigene Leistung zu erhöhen, muss der Spitzenwert ständig überboten werden. Immer und immer wieder heißt es, die persönliche Schmerzgrenze zu überwinden.

Der Muskel wird zu seinen äußersten Leistungen gebracht, um zu regenerieren und erneut eine bessere Leistung erbringen zu können. Dieses spezielle Training fordert dem Körper eine extreme Energie ab. Insbesondere die Belastung des Körpers im Grenzzustand des Versagens schöpft die Energiereserven restlos aus und erhöht den Sauerstoffbedarf auf ein Maximum.
Der Stoffwechsel arbeitet dadurch besonders hart und verbrennt enorm viel Fett. Der Leistungssport stellt für den Körper eine ganz besondere Herausforderung dar und sollte selbst bei Profis von einem fachkenntlichen Coach begleitet werden.

Gemeinschaftssport

Der Gemeinschaftssport hat nicht zuletzt aufgrund des hohen Motivationsfaktors ein sehr großes Potenzial, den Stoffwechsel anzuregen. Ob Fußball, Basketball, Volleyball oder ein einfaches Training im Freien – all diese Sportarten haben etwas gemeinsam: Sie funktionieren am besten in einer großen Gruppe.

Die rein körperliche Belastung ähnelt dabei der des Ausdauersports. Vor allen Dingen die Beinmuskulatur und die Rumpfbewegungen werden durch die Laufbewegungen trainiert. Kurze Sprints, hohe Sprünge und noch kürzere Pausen enthüllen das Geheimnis der Effektivität der Sportarten. Durch den „Gruppenzwang" steigt die Motivation, eine gewisse Leistung zu erbringen.

Eben diese Motivation kann auch dazu bewegen, Belastungen des Muskels über die eigene Leistungsgrenze in Kauf zu nehmen und den Körper richtig auszupowern. Durch dieses sehr effektive Training wird der Stoffwechsel in einem ganz besonderen Maß beeinflusst.

Die Trainingsrunden dauern nur selten weniger als 60 Minuten. Ein zu geringes Training und somit eine Unterbelastung des Stoffwechsels sind also praktisch ausgeschlossen.
Der Motivationsdruck bewegt dazu, noch einmal alles zu geben und die Energiereserven des Körpers vollends auszureizen. Ein erhöhter Stoffwechsel und eine besonders aktive Fettverbrennung sind die Folgen.

7 STOFFWECHSEL BESCHLEUNIGEN IM ALLTAG

Allgemeine Tipps

Es ist kein Teilzeitjob, den Stoffwechsel anzukurbeln. Um wirklich maximale Ergebnisse zu erzielen, ist es am gewinnbringendsten, wenn man den ganzen Tag über kontinuierlich versucht, den Stoffwechsel möglichst aktiv zu halten. Dies ist vor allen Dingen mit der richtigen Ernährung, mit Sport und mit gewissen Getränken realisierbar.

Doch es gibt nebenher noch einige wenige Tricks, welche dabei helfen können, den Stoffwechsel maximal in Schwung zu halten, um wirklich mit möglichst jeder Bewegung Fett zu verbrennen. Insbesondere das Ernährungstiming und der tägliche Flüssigkeitsbedarf sind dabei die größten Stellschrauben.

Aber auch mit anderen Methoden – wie beispielsweise mit sportlichen Einlagen im Alltag – kann der Metabolismus aus der Pause geholt werden.

Ernährungstiming

Die Ernährung ist vor allem für Sportler der wichtigste Punkt in einer Diät. Sei es Muskelaufbau, Leistungssteigerung oder Körperfettreduktion: Die Ernährung spielt bei allen Themenbereichen eine immens große Rolle.

Doch nicht nur das „Was“, sondern auch das „Wann“ und das „Wie“ sind dabei entscheidend. Die Rede ist vom Ernährungstiming. Der Stoffwechsel reagiert – wie bereits beschrieben – in gewissem Sinne auf die Verdauung. Sie ist der Grundpfeiler des Stoffwechsels und steht in direkter Verbindung mit diesem. Je mehr die Verdauung arbeiten muss, desto mehr Nährstoffe werden aus Lebensmitteln gewonnen und umgesetzt. Diese Menge an Nährstoffen muss zunächst in die üblichen Transportwege des Körpers gelangen und über diese an bestimmte Zellen und Organe geliefert werden.

Da dies die Aufgabe des Stoffwechsels ist, ist es nur logisch, dass die Stoffwechselaktivität mit einer erhöhten Nährstoffmenge ebenfalls ansteigt. Hier sollte jedoch beachtet werden, dass das im Umkehrschluss nicht heißt, dass größere Mengen Nahrung aufgenommen werden.

Geschieht dies zur selben Zeit, so wird der Großteil der Nährstoffe nämlich in die Fettreserven geleitet. Stattdessen sollte man darauf bedacht sein, dass sich möglichst viele kleine Mahlzeiten über den Tag verteilen. Dies begünstigt nicht nur ein geringeres Hungergefühl, sondern beschäftigt die Verdauung und damit den Stoffwechsel konstant den ganzen Tag über.

Auch ein langsameres Essen kann dabei helfen, den Stoffwechsel aktiv zu halten. Je langsamer Nahrung aufgenommen wird, desto mehr Zeit hat die Verdauung, die Nährstoffe umzusetzen. Die Verdauung arbeitet daraufhin länger und nutzt die Nährstoffe effizienter, indem nur noch ein geringer Teil der aufgenommenen Energie in die Fettreserven geleitet wird.

Flüssigkeitsbedarf

Der tägliche Flüssigkeitsbedarf eines gesunden Menschen sollte keineswegs vernachlässigt werden. Wie bereits beschrieben und durch etliche Ärzte gepredigt, sollte ein gesunder erwachsener Mensch möglichst zwischen drei und sechs Liter Wasser am Tag zu sich nehmen. Die meisten jedoch ignorieren diese Regel, indem ausschließlich dann getrunken wird, wenn ein gewisser Durst zu verspüren ist. Diese Vorgehensweise ist allerdings nicht ratsam. Der Durst ist lediglich ein Zeichen des Körpers, dass eine Dehydration bevorsteht und daher Wasser konsumiert werden muss, um ihr aus dem Weg zu gehen. Stattdessen sollte mindestens vor jeder Mahlzeit ein halber Liter Wasser getrunken werden und über den Tag hinweg der Rest der angedachten Menge.

Am besten lässt sich das überprüfen, indem die vorgeschriebene Menge schon im Vorfeld abgefüllt und bereitgestellt wird. So kann man sich im Laufe des Tages daran orientieren und weiß, wie viel Flüssigkeit man noch zu sich nehmen muss.

Von einem großen „Schubtrinken“ allerdings wird abge-raten. Wenn beispielsweise ein oder anderthalb Liter Wasser auf einmal aufgenommen werden, sammeln sich diese zunächst im Magen. Die große Menge kann zu Unwohlsein und anderen körperlichen Beschwerden führen. Stattdessen sollte die Wassermenge möglichst gleichmäßig getrunken werden. Dadurch wird das Wasser über die Transportwege des Körpers ins Blut geleitet und trägt dazu bei, dieses auf natürliche Art und Weise zu verflüssigen.

Ist das Blut weniger dickflüssig, so sind der Transport und eine Blutbewegung im Körper wesentlich vereinfacht. Durch einen geringeren Widerstand hinsichtlich des Transportes von Blut sinkt nicht etwa die Leistung, sondern die Menge an transportiertem Blut steigt. Das Herz muss praktisch schwächer schlagen. Um jedoch der Transportleistung nachzukommen, ist eine höhere Frequenz erforderlich. Das Herz als Muskel benötigt ebenso Energie und Sauerstoff, welche über den Stoffwechsel gespeist werden.

Mit dem einfachen Trinken von Wasser ist es also durchaus möglich, den Stoffwechsel enorm anzuheben.

Stoffwechsel zwischendurch pushen

Essen und Trinken sind zwar die effektivsten Methoden, um den Stoffwechsel nachhaltig und langfristig zu beschäftigen, doch es lässt sich immer noch einer draufsetzen. Um das wirkliche Maximum herauszuholen, kann zu einigen diversen Tricks und Tipps im Alltag gegriffen werden.

Insbesondere das Mittagstief macht vielen Menschen zu schaffen. Kurz nach dem Essen schlägt es ein und verbreitet eine allgemeine Trägheit und Müdigkeit. Das ist hauptsächlich darauf zurückzuführen, dass die Verdauung arbeitet und der Stoffwechsel deren Energiebedarf decken muss. Um nicht unnötig viel Energie zu verbrennen, schaltet der Körper alle restlichen Funktionen auf Sparflamme.

Dieser Effekt ist vor allem als Müdigkeit und Lustlosigkeit wahrzunehmen.
Jedoch kann der Müdigkeit ein einfacher Riegel vorgeschoben werden. Statt sich nach der verdienten Mittagspause ins Büro zu setzen und der Trägheit zu frönen, empfiehlt es sich, alternativ einen kurzen **Spaziergang** zu machen. Die Bewegung hält den Stoffwechsel in Schwung. Die frische Luft versorgt den Körper mit ausreichend Sauerstoff und der Stoffwechsel wird wieder reaktiviert. Dadurch steigt nicht nur die Aktivität des Stoffwechsels, sondern die der Verdauung ebenfalls. Nach dem Spaziergang fühlt man sich nicht mehr müde und zusätzlich liegt das Essen nicht so schwer im Magen.

Es gibt viele kleine weitere Möglichkeiten, um den Stoffwechsel im Alltag voranzutreiben. Die oberste Regel dabei sollte sein, möglichst viel Bewegung einzubauen. Es ist zum Beispiel sinnvoll, anstelle des Fahrstuhls lieber die Treppe zu benutzen. Die Beinmuskulatur und der Metabolismus sind dankbar dafür. Besonders im Sommer bietet es sich an, nicht wie gewohnt mit dem Auto, sondern mit dem Fahrrad zur Arbeit zu fahren.

Einerseits wirkt die frische Luft Wunder am Morgen und auf der anderen Seite hat die Aktivität der Muskulatur einen wachmachenden Effekt. Und nicht zuletzt sollte darauf geachtet werden, dass den gesamten Tag über regelmäßig und ausreichend getrunken wird.

8 STOFFWECHSELHEMMENDE MITTEL

No-Gos

In jeder Art von Diät gibt es eine sogenannte „rote Liste“. Diese Liste enthält vor allen Dingen Lebensmittel und Getränke, welche in der jeweiligen Diät untersagt sind. Da es sich hierbei jedoch nicht um eine Diät im herkömmlichen Sinne handelt, existiert auch eine solche Liste nicht. Bei den kommerziell vertriebenen Diäten handelt es sich dabei speziell um Süßigkeiten, Snacks, zuckerhaltige Getränke und allgemein ungesundes Essen. Im Rahmen einer gesunden und ausgewogenen Ernährung besteht aber keine Notwendigkeit, auf irgendetwas zu verzichten.

Stattdessen sollte die Ernährung und die entsprechenden Lebensumstände so angepasst werden, dass sich im Gesamten ein stimmiges Bild ergibt. Dennoch gibt es einige Stoffe und Mittel, welche den Stoffwechsel negativ beeinflussen. Dabei geht es nicht etwa um die klassischen ungesunden Lebensmittel, sondern vielmehr um allgemeine Konsumgüter, welche sich bereits seit langer Zeit in der Gesellschaft halten und stark darin verankert sind. Diese Konsumgüter sind mittlerweile so allgegenwärtig, dass deren Aufnahme fast schon zur Normalität gehört. Die Rede ist insbesondere von Alkohol, Tabakwaren und Medikamenten. Wie diese Stoffe wirken und welche Auswirkungen sie auf den Stoffwechsel haben, wird nachfolgend erklärt.

Alkohol

Alkohol ist für viele Sportler ein absolutes No-Go. Das Genussmittel ist jedoch schon seit sehr langer Zeit in der Mitte der Gesellschaft angekommen und wird dort entsprechend akzeptiert.

Allerdings ist das Konsumgut keineswegs ein Gewinn für die Gesellschaft oder gar für die körperliche Gesundheit. Auch wenn das Getränk weitestgehend glorifiziert wird, handelt es sich dabei nach wie vor um ein Nervengift und eine Droge. Diese Droge ist zwar legal und überall erhältlich, aber es ist dennoch nicht gewinnbringend, den Körper freiwillig diesem Gift auszusetzen. Alkohol schädigt nicht nur die Hirnzellen und die Leber.

Insbesondere im Hinblick auf den Stoffwechsel ist das Getränk nicht tragbar. Der hohe Gehalt an Kohlenhydraten im Alkohol sorgt dafür, dass Eiweißgewebestrukturen (Muskeln) in einfachere Strukturen umgewandelt werden. Muskeln werden also abgebaut und damit die größten Förderer des Stoffwechsels eliminiert. Das Nervengift reduziert die natürliche Fettverbrennung und fördert in gleichem Maße die Neueinlagerung von Fetten. Diese werden durch das Genussmittel zugeführt. Alkohol enthält praktisch ausschließlich leere Kalorien und ist nach Fett einer der größten Energielieferanten. Nur kann der Körper mit der zugeführten Energie nichts anfangen und speichert diese im Fettgewebe ein.

Die Verfettung der Leber, welche durch den Alkohol gefördert wird, reduziert die Aktivität der Leber und damit den Abbau von für den Körper giftigen Stoffen. Dadurch wird zusätzlich verhindert, dass wichtige Minerale und Vitamine aufgenommen werden. Das hat nicht nur einen negativen Einfluss auf den Stoffwechsel.

Auch die körperliche Gesundheit leidet potenziell darunter. Alkohol ist zwar ein Genussmittel, hat allerdings im Hinblick auf Metabolismus und Gesundheit ausschließlich negative Auswirkungen. Nach Möglichkeit sollte daher auf das Nervengift verzichtet werden.

Nikotin

Nikotin und Tabakwaren sind ähnlich wie der Alkohol bereits seit geraumer Zeit im Mittelpunkt der Gesellschaft. Der Konsum von Tabakwaren hat mittlerweile sogar schon dahingehend Akzeptanz, dass Rauchern am Arbeitsplatz extra Pausenzeiten gewährt werden, um dem Rauchen nachzugehen.

Auch diese Art des Genusskonsums ist bei Sportlern stark verpönt. Der Tabakrauch und das darin enthaltene Nikotin wirken sich negativ auf das Muskelwachstum und die erbrachte Leistung aus. Zwar ist es belegt, dass der Konsum von Nikotin den Stoffwechsel beschleunigt, jedoch sollte man sich der Tatsache bewusst sein, dass es sich hierbei ebenfalls um ein für den Körper schädliches Gift handelt. Der Konsum von Nikotin bewirkt vor allem einen Anstieg des Blutdrucks, eine Beschleunigung der Herzfrequenz und eine Verflüssigung des Blutes.

All diese Faktoren tragen dazu bei, dass das Blut schneller transportiert werden kann. Durch einen schnelleren Transport in derselben Zeit wird eine höhere Leistung erzielt, was sich in diesem Fall beschleunigend auf den Stoffwechsel auswirkt. Jedoch werden durch den Tabakrauch ebenfalls vor allem schädliche und krebserregende Stoffe zugeführt, welche die Beschleunigung des Stoffwechsels wieder ausgleichen und die Fettzellen dazu anregen, Energie einzuspeichern. Die Beschleunigung des Stoffwechsels wird also durch die negativen Folgen wieder wettgemacht.

Es sei daher jedem dringend davon abzuraten, Tabakprodukte zu konsumieren, um den Stoffwechsel anzuregen.

Kohlenhydrate

Hinsichtlich der Kohlenhydrate sollte beim Beschleunigen des Stoffwechsels besonders aufgepasst werden. Wie bereits festgestellt, sind Kohlenhydrate nicht gleich Kohlenhydrate. Zunächst wird dabei zwischen langkettigen und kurzkettigen Kohlenhydraten unterschieden.

Grundsätzlich kann gesagt werden, dass jede Art der Nahrungsaufnahme einen positiv beschleunigenden Effekt auf den Stoffwechsel hat. Allerdings ist dabei zu beachten, inwiefern bestimmte Nährstoffe genutzt und verwertet werden. Hinsichtlich dieser Methodik haben kurzkettige Kohlenhydrate einen wesentlich schlechteren Einfluss auf Stoffwechsel und Fettverbrennung als langkettige. Die kurzen Molekülstrukturen werden durch die Verdauungsprozesse in Einfachzucker umgewandelt und dort in den Energiekreislauf des Körpers eingespeist.

Durch die Tatsache, dass diese Moleküle sehr einfach aufgespalten werden können, wird dem Körper auf einen Schlag ein enorm großer Anteil an Energie zugespielt. Für die direkte Umsetzung in Bewegungsenergie oder für Organaktivitäten erfolgt die Nutzung dieses Anteils nur zu kleinen Teilen. Der Rest wird in die eigenen körperlichen Reserven zurückgelegt. Das Fettdepot wächst.

Langkettige Kohlenhydrate hingegen fordern der Verdauung einen wesentlich größeren Arbeitsprozess ab, um die Molekülstrukturen aufzubrechen und in Einfachzucker umzuwandeln.

Der Stoffwechsel wird dadurch stärker beansprucht und die Dauer der Umwandlung verlängert sich ebenfalls immens. Der Stoffwechsel wird demnach zusätzlich über einen längeren Zeitraum sehr stark in Anspruch genommen. Die Energie wird langsamer in den Energiekreislauf des Körpers gespeist und kann stückweise verbraucht werden. Obendrein wird also der Großteil der durch die Nahrung aufgenommenen Energie nicht eingespeichert, sondern direkt verwertet.

9 SCHLAF

Ein ausreichender Schlaf ist für einen gesunden Lebensstil unabdingbar. Nicht umsonst gibt es Experten, die sich in speziellen Schlaflaboren mit den verschiedenen Faktoren und Wirkungen des Schlafes auseinandersetzen.

Während des Schlafens hat der Körper die Möglichkeit, sich auf die Regeneration von beispielsweise Muskeln zu konzentrieren und gleichzeitig die Reserven des Körpers zu schonen. Dabei mag es zunächst so erscheinen, als ob in der Schlafphase wenig Energie verbraucht wird. Dieser Umstand würde selbstverständlich dem aktiven Beschleunigen des Stoffwechsels entgegenstehen.

In der Zeit des Schlafens werden alle Körperfunktionen auf ein Minimum reduziert. Der Herzschlag verlangsamt sich, die Atmung wird flacher und Muskelbewegungen sind weitestgehend außer Kraft gesetzt. Um also den Stoffwechsel zu beschleunigen, ist Schlaf augenscheinlich nicht die richtige Methode.

Dies ist jedoch nicht der Fall. Der Stoffwechsel ist ein Vorgang, welcher maßgeblich durch hormonelle Begebenheiten gesteuert und präzisiert wird. Während des Schlafens werden bestimmte Hormone ausgeschüttet, welche den Stoffwechsel maßgeblich beeinflussen. Je nach Zeitspanne, Intensität und Regenerationspotenzial wird also ein mehr oder weniger positiv beschleunigender Einfluss auf den Stoffwechsel genommen.

Nicht etwa aktiv, sodass sich der Metabolismus während des Schlafens beschleunigt, sondern passiv. Der Stoffwechsel kann nach der Regenerationsphase möglichst effizient arbeiten. Die Regeneration hat dabei einen wichtigen Einfluss auf den Biorhythmus. Wird dem Körper nicht in ausreichender Form eine gewisse Heilung und Neuordnung ermöglicht, so gerät der Biorhythmus aus dem Takt.
Die Folgen sind Schlafprobleme, Schwindelgefühle, Müdigkeit und Trägheit. Mit diesen Symptomen versucht der Körper, zum Zeitpunkt der Wachphase die nötige Regeneration nachzuholen, indem an anderer Stelle eingespart wird.

Während der Stoffwechsel in dieser Zeit nur minimal aktiv ist, wird weniger Fett verbrannt. Es ist also durchaus sinnvoll, ausreichend zu schlafen, sodass der Körper in der darauffolgenden Wachphase bereit ist, mit einem aktiveren Stoffwechsel umzugehen.

Schlafminimum

Dass der Schlaf nicht nur einen Einfluss auf den Stoffwechsel hat, ist klar. So ergeben sich körperliche Muster, welche mit dem Schlaf zusammenhängen. Der gesunde Schlaf sollte gewisse Grenzen haben. So ist es empfehlenswert, ein Schlafminimum einzuhalten, um eventuellen Entzugserscheinungen vorzubeugen. Diese Entzugserscheinungen äußern sich vor allem in einer übermäßigen Müdigkeit, die sich den gesamten Tag über zeigt. Studien belegen, dass Menschen, die zu wenig schlafen, oft übergewichtig sind. Beispielsweise wurde an Studienteilnehmern, die höchstens vier Stunden am Tag schliefen, festgestellt, dass die Wahrscheinlichkeit für eine Übergewichtigkeit etwa 80 Prozent höher war als bei Teilnehmern, die ausreichend Schlaf gefunden haben.

Teilnehmer mit höchstens fünf Stunden Schlaf wiesen immer noch eine relativ hohe Wahrscheinlichkeit von etwa 50 Prozent auf.
Bei sechs Stunden reduzierte sich der Wert auf 23 Prozent. Wird zu wenig geschlafen, so hat der Körper keine Möglichkeit, seine Ressourcen zu regenerieren und neu zu ordnen. Man sollte also darauf achten, dass **mindestens sieben Stunden Schlaf pro Nacht** eingeplant werden.

Schlafmaximum

Die Grenzen des gesunden Schlafs sind sowohl im Minimum als auch im Maximum festgelegt. So ist es zwar gesund, dem Körper ausreichend Gelegenheit zu geben, sich selbst zu regenerieren und die Geschehnisse des Tages sowohl auf biologischer als auch auf mentaler Ebene zu verarbeiten, jedoch sollte diese Zeit nicht zu lange andauern.
Wird dem Körper eine zu lange Ruhephase verschafft, gerät der natürliche Biorhythmus ebenfalls aus dem Gleichgewicht. Der Körper stellt sich darauf ein, einen Großteil des Tages zu regenerieren.

Das beeinflusst nicht nur die Tage, an denen weniger geschlafen wird. Auch der eigentliche Tag leidet darunter. Durch das Erinnerungsverhalten des Körpers wird diese Zeit des Schlafens so gestaltet, dass alle Prozesse währenddessen stattfinden können. Wird auf einmal weniger Zeit zur Verfügung gestellt, dann muss sich der Körper erneut umgewöhnen und reagiert mit den üblichen Entzugserscheinungen. Am Tage nach der langen Schlafphase ist es für den Körper schwer, wieder in einen aktiveren Zustand gebracht zu werden, da die Zeitspanne des Wachseins schlichtweg zu kurz ist.

Je größer die Zeitspanne des Schlafens ist, desto deutlicher machen sich die körperlichen Beschwerden bemerkbar. Ab einem Zeitraum von etwa neun Stunden Schlaf sollte also der Wecker klingeln.

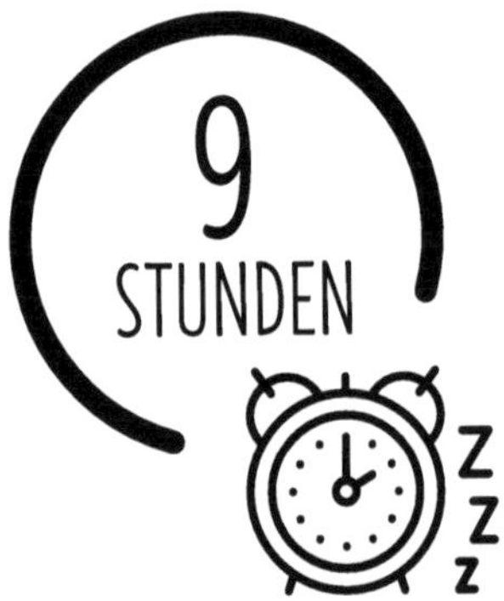

Schlafoptimum

Ein konkret vorgeschriebenes optimales Maß an Schlaf gibt es nicht wirklich. Studien belegen jedoch, dass ein gewisses Schlafmaß die Gefahr von Übergewicht mehrheitlich reduziert. Das liegt vor allem daran, dass der Körper in genau diesem Maß an Schlaf sämtliche Ressourcen so bereitstellen und neu ordnen kann, dass die Energiereserven für den kommenden Tag optimal genutzt werden können.

Das optimale Schlafpensum liegt bei sieben bis acht Stunden täglich. Diese Zeit reicht aus, um dem Körper Ruhe zu verschaffen und die Hormonproduktion so zu steuern, dass der Stoffwechsel am effektivsten arbeitet.

Wie man vielleicht auch bereits selbst feststellen konnte, fällt das Aufstehen nach etwa acht Stunden Schlaf am leichtesten. Das liegt nicht zuletzt an den Schlafphasen. Nach etwa sieben bis acht Stunden ist die sogenannte REM-Schlafphase beendet.

Diese Phase ist der sogenannte Tiefschlaf. Während der REM-Phase ist das Aufstehen am schwersten, da sich der Körper dabei in einem Modus der tiefsten Entspannung befindet. Ihn aus dieser Phase zu holen, ist besonders schwierig. Nach der REM-Phase beginnt der Körper, von allein aufzuwachen. Selbstständig erhöht er wieder die körperliche Aktivität.

Von allein wacht der Körper nach etwa neun bis zehn Stunden Schlaf auf. Hier gibt der Körper das Signal, dass die Regenerationsphase abgeschlossen ist und er wieder aktiv werden kann. Am gewinnbringendsten jedoch ist es, den Körper direkt nach der Tiefschlafphase aufzuwecken.

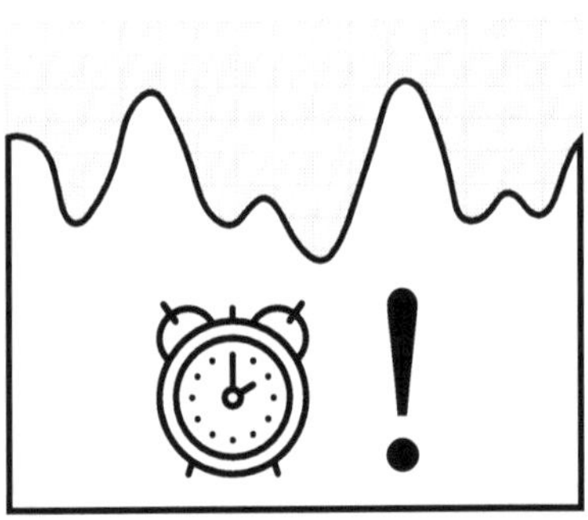

10 FAZIT

Um den Stoffwechsel effektiv und effizient anzutreiben, gibt es viele Möglichkeiten.

Von einer bestimmten Ernährung, über Getränke, Sport und Medikamente bis hin zu einem gesunden Schlaf. All diese Faktoren jedoch sind nur geringfügig wirksam, sofern sie einzeln angewandt werden. Die Kombination aus einer ausgewogenen Ernährung, ausreichend Flüssigkeit, einer gesunden sportlichen Aktivität, den entsprechenden Makronährstoffen und Nährstoffmengen sowie einem angemessenen Schlafverhalten machen einen gesunden Lebensstil zu einer so wirksamen Waffe gegen die überflüssigen Pfunde.

Dabei sollte allerdings nicht strikt nach bestimmten Methoden und Plänen vorgegangen werden. Es ist sinnvoller, durch ein Ausprobieren herauszufinden, was dem eigenen Körper am besten bekommt.

LESEPROBE „Intervallfasten für Anfänger“

Wie funktioniert das Intervalfasten?

Beim Intervallfasten oder intermittierenden Fasten, werden bestimmte Zyklen festgelegt, in welchen gefastet und in welchen gegessen wird. Mit dem Intervallfasten kann sehr wirkungsvoll Gewicht abgebaut werden, da durch die Fastenintervalle das Körperfett reduziert wird. Doch wie genau funktioniert das?

Der Körper nimmt seine Energie in Form von Nahrung und Nährstoffen auf. In biochemischen Prozessen wird diese Nahrung dann, in für den Körper nutzbare Energie, umgewandelt. Da wir ständig essen, wird häufig allerdings mehr Energie zugeführt als verbraucht wird. Dieser Energieüberschuss kann vom Körper nicht genutzt werden und wird daher als Rücklage gespeichert. Es entstehen Fettdepots. Um dieses gespeicherte, überschüssige Fett wieder loszuwerden kann man die Energiezufuhr, also die Nahrungsaufnahme, durch das Intervallfasten regulieren. Der Körper soll dazu gebracht werden, die Fettzellen anzugreifen und zu leeren. Durch die Fastenzeiten wird der Körper gezwungen, auf die eigenen Reserven zurückzugreifen. Das bedeutet nicht, dass eine Mangelernährung vorliegt. Die Nährstoffe, die der Körper benötigt, werden nicht aus dem Tagesplan gestrichen, die Aufnahme wird lediglich zeitlich verschoben. Zu den Essenszeiten wird Nahrung aufgenommen und so gewährleistet, dass genügend Energie zur Verfügung steht. Während der Fastenphase wird dann auf Nahrung verzichtet. Der Körper erhält in dieser Phase keine Energie und muss die körperlichen Reserven nutzen.

Welche Systeme gibt es und wie funktionieren sie?

Es gibt verschiedene Systeme für das Intervallfasten. Hier muss jeder für sich das passende finden. Jeder Körper ist anders und kommt mit verschiedenen Umstellungen besser oder schlechter zurecht.

Bei den verschiedenen Methoden des intermittierenden Fastens gibt es einige bewährte Systeme, welche sich in der Vergangenheit bezahlt gemacht haben. Dabei kann grob zwischen Tages-Systemen und Stunden-Systemen unterschieden werden.

Tages-Methoden

Die beliebtesten Tages-Systeme sind vor allem das 5:2, das 6:1 und das 10:2 System. Je nach Durchhaltevermögen und individuellem Alltag können die verschiedenen Fastentage selbst festgelegt werden. Beachten sollte man dabei vor allem, dass auf keinen Fall 2 Tage hintereinander gefastet wird. Am besten funktionieren die Systeme, wenn Fasten- und Essens-Tage in einem gleichmäßigen Rhythmus aufgeteilt sind. Des Weiteren sollte darauf geachtet werden, dass während der Essens-Tage kein übermäßiger Nahrungskonsum stattfindet. Bei einem tageweisen Fastenzyklus ist es nicht notwendig, die Nährstoffe, welche am Fastentag davor ausgelassen wurden, am darauffolgenden Tag zusätzlich aufzunehmen.

Das Trinken sollte während der Fastentage keinesfalls vernachlässigt werden. Wird zu wenig Wasser getrunken, fährt sich der Körper in Kombination mit der eingestellten Ernährung in eine Art Energiesparmodus, in welchem weniger Energie und damit weniger Fett verbrannt wird. Das oberste Ziel sollte also sein, vor allem während der Fastenzeit den Stoffwechsel möglichst aktiv zu halten. Dies führt zu einer gesteigerten körperlichen Aktivität, welche dabei hilft, die Fastenzeit durchzuhalten. Außerdem wird so eine vermehrte Fettverbrennung erreicht.

Das beliebteste Tages-System ist das 5:2-System

Beim 5:2 System gibt es 2 Fastentage pro Woche. 5 Tage hingegen sind dem Essen gewidmet. Wie diese Tage gelegt werden, ist jedem selbst überlassen. Da es sich jedoch nicht empfiehlt, beide Fastentage direkt hintereinander durchzuführen, können die beiden Tage auf Woche und Wochenende aufgeteilt werden.

So muss lediglich einen Arbeitstag lang gefastet werden, was eine enorme Entlastung darstellt, da eine körperliche oder geistige Anstrengung während einer Fastenphase schnell zu einer großen Herausforderung werden kann. Die verringerte Nährstoffzufuhr bedeutet für den Körper, dass er sparsam mit den Energiereserven umgehen muss, da nicht absehbar ist, zu welchem Zeitpunkt wieder Nahrung zugeführt wird. Dementsprechend sinkt die Leistungsfähigkeit des Körpers. Diese verringerte Leistungsfähigkeit kann sich vor allem in Müdigkeit und Lustlosigkeit während der Fastenphase äußern. Am Wochenende hingegen muss nicht zwingend einer körperlich anstrengenden Aktivität nachgegangen werden. Eine geringfügige Beschäftigung hilft jedoch dabei auf andere Gedanken als das Essens zu kommen und den Hungergefühlen zu widerstehen.

Insbesondere bei dem 5:2 System bietet es sich an, zwischen den Fastentagen etwa 2 Tage der freien Nahrungszufuhr einzuplanen. So entsteht die größtmögliche Umstellung des Körpers und damit wird der größte Reiz erzeugt.

Wenn der Körper keine Möglichkeit hat, sich auf ein bestimmtes System der Nahrungszufuhr einzustellen und daran zu gewöhnen, bedeutet das eine zusätzliche Stresssituation für den Körper.

Diese zehrt zum einen von den Energiereserven und zum anderen fördert sie die Produktion bestimmter Hormone, welche den Stoffwechsel und damit die Fettverbrennung zusätzlich anregen.

Es sollte außerdem beachtet werden, dass die Fastentage nicht etwa den Zeitraum vom Aufstehen morgens bis zum Schlafen abends umfassen, sondern vielmehr volle 24 Stunden. Ein weiterer Vorteil der 24 Stunden-Regel ist, dass dieser Zeitraum beliebig gelegt wird.

Am sinnvollsten jedoch ist es, dass der Zeitraum so gelegt wird, dass möglichst viele Mahlzeiten davon eingeschlossen werden, um den Körper dem nötigen Reiz auszusetzen.

Stunden-Methoden

Neben den Tages-Fastenzeiten gibt es auch die Stunden-Rhythmen. Dabei wird ein bestimmtes Zeitfenster ausgewählt, nach welchem gefastet und gegessen werden kann. Im Hinblick auf die Effektivität sind die Stunden-Methoden gewissermaßen zielführender, da der Körper dabei öfter verschiedenen Reizen und Stresssituationen ausgesetzt ist.
Durch die ständige Umgewöhnung von Fasten- und Essenszeiten kann effektiv Fett verbrannt und damit Gewicht verloren werden. Wie die Fasten-Stunden genau gelegt werden ist, ähnlich wie bei den Tages-Methoden, frei wählbar.

Dadurch kann das System dem Arbeitsalltag gut angepasst werden. Während der Fastenstunden sollte verstärkt auf die Flüssigkeitsaufnahme geachtet werden.

So kann eventuellen Hungerattacken vorgebeugt werden und gleichzeitig die täglich empfohlene Menge an Wasser abgedeckt werden. Der Stofwechsel wird damit angetrieben und es wird vermehrt Fett verbrannt.

Bei der zeitlichen Verschiebung der einzelnen Fastenstunden kann zwar individuell bestimmt werden, jedoch empfiehlt es sich, die Zeit der Nahrungsaufnahme auf eine Zeit zu legen, in welcher körperliche Anstrengungen wie beispielsweise Arbeit oder Sport bevorstehen. So kann gewährleistet werden, dass der Körper belastbar ist und das Intervallfasten im Alltag einfach umgesetzt werden kann.

Das beliebteste Stunden-System ist das 16/8-System

Das 16/8-System ist eines der bewährtesten und effektivsten Intervalle. Besonders durch die leichte Handhabung und gute Eingliederung in den Alltag ist das System so besonders beliebt. Der 16-stündige Fastenintervall ist lang genug, um sein volles Potenzial auszuschöpfen, jedoch ebenso kurz genug, um ihn problemlos im stressigen Alltag unterzubringen. Es bietet sich dabei an, den Intervall so zu legen, dass man die meiste Zeit davon schläft. Somit werden volle 16 Stunden gefastet und das Fett kann während der aktiven Phase des Körpers verbrannt werden.

Am einfachsten ist es für die Meisten, auf das Frühstück zu verzichten. Gegen Mittag endet dann der Fasteninter-vall und es kann wieder gegessen werden. In jedem Fall jedoch sollte sich dabei bewusst gesund ernährt werden. Der Wasserkonsum sollte zu keiner Zeit außer Acht gelassen werden.

Insbesondere in der Fastenzeit am Morgen sollte darauf geachtet werden, dass dem Körper genügend Flüssigkeit zugeführt wird. Sobald die Fastenphase beendet ist, kann wieder gegessen werden, jedoch sollte die Nahrungsaufnahme dabei nicht unkontrolliert erfolgen. Insbesondere ein effektiver Fettverlust kann sich nur dann einstellen, wenn die entsprechende Ernährung dazu eingehalten wird.

Zu einer entsprechenden Ernährung zählen dabei nicht nur die Lebensmittel, welche konsumiert werden sollten, sondern auch das Ernährungstiming, welches bestimmt, wann der Körper Nährstoffe am besten aufnimmt und verwertet. So bietet es sich beispielsweise jederzeit an, Eiweiß zu konsumieren.

Jedoch ist es nicht ratsam, eine große Menge an Kohlenhydraten vor einer großen Ruhephase wie dem Feierabend, dem Abend oder dem Schlafen in der Nacht zu konsumieren. Die in den Kohlenhydraten enthaltene Energie würde dann praktisch unmittelbar in die körpereigenen Fettreserven eingespeichert und dort gelagert.

Wichtig bei dem 16/8 System ist es also vor allem, die Flüssigkeitszufuhr nicht zu vernachlässigen und den Fastenintervall nach den persönlichen Vorlieben zu planen. Er sollte jedoch so liegen, dass sich der Körper während des Fastenzyklus auch zeitweise in einer besonders aktiven Phase befindet, um möglichst effektiv Fett zu verbrennen.

Ende der Leseprobe.
Das komplette Buch gibt es auf www.amazon.de

INKLUSIVE ABNEHMTAGEBUCH ZUM AUSFÜLLEN

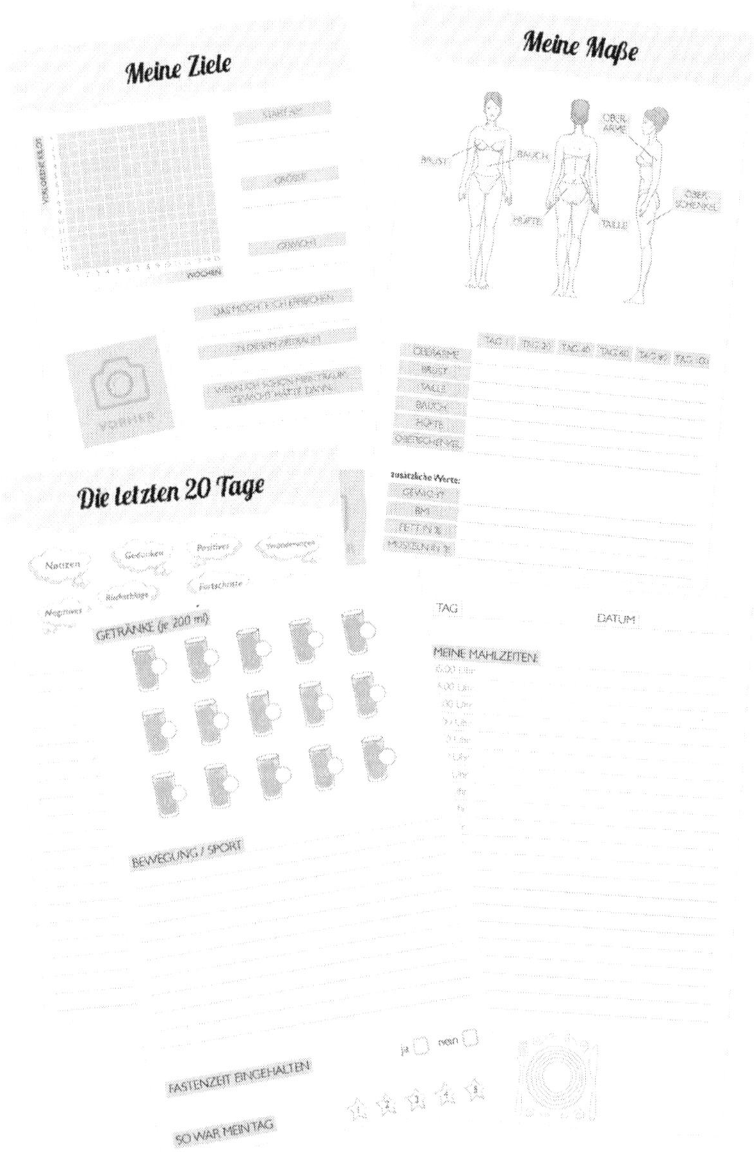

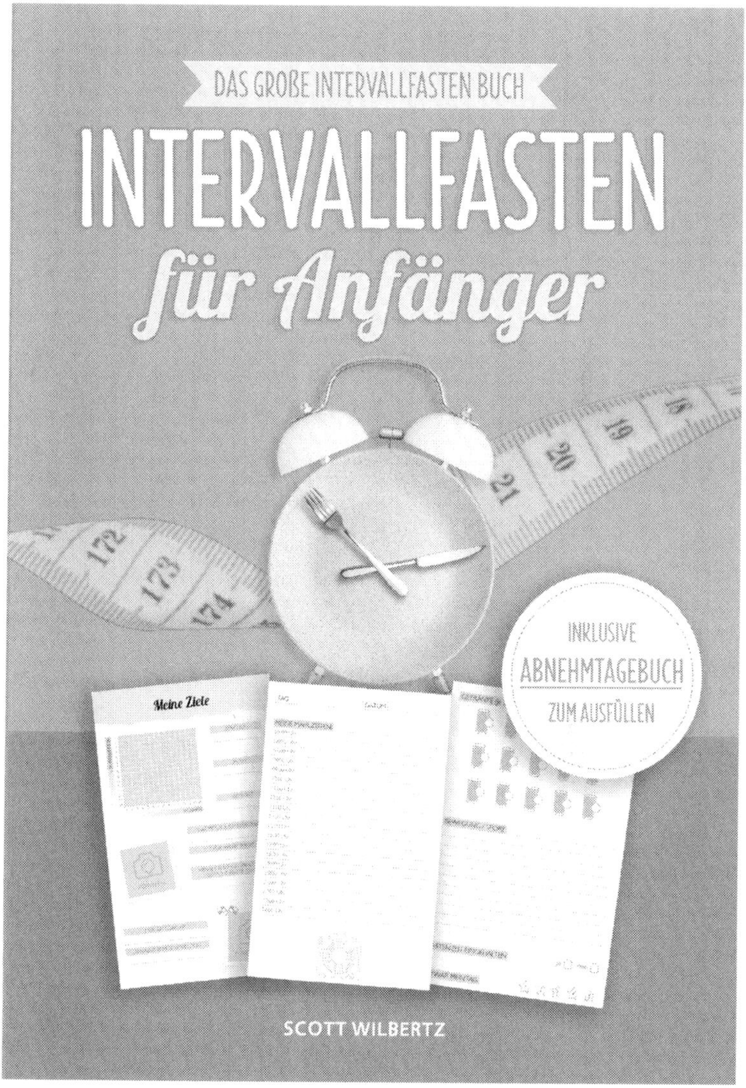

Alle Bücher von Scott Wilbertz finden Sie hier:

www.scott-wilbertz.de

NOCH EIN WICHTIGER HINWEIS

Der Inhalt dieses Ratgebers wurde sorgfältig recherchiert. Dennoch **ersetzt er keine Beratung eines fachkundigen Arztes oder Heilpraktikers**.

Die Informationen wurden nach bestem Wissen zusammengetragen, jedoch übernimmt der Autor keine Haftung für eventuelle Schäden, die aus der Anwendung der Ratschläge entstehen.

HAFTUNGAUSSCHLUSS

“Die Verwendung der Informationen in diesem Buch und die Umsetzung derselben erfolgt ausdrücklich auf eigenes Risiko. Der Autor kann aus keinerlei Rechtsgrund die Haftung übernehmen. Haftungsansprüche gegen den Autor für Schäden jeglicher Art die durch die Nutzung der Informationen in diesem Buch entstanden sind, bzw. durch die Nutzung fehlerhafter und / oder unvollständiger Informationen verursacht wurden, sind ausgeschlossen. Folglich sind auch Rechts- und Schadenersatzansprüche ausgeschlossen. Der Inhalt dieses Werkes wurde mit größter Sorgfalt erstellt und überprüft. Der Autor übernimmt keine Gewähr und Haftung für die Aktualität, Korrektheit, Vollständigkeit und Qualität der bereitgestellten Informationen. Druckfehler können nicht vollständig ausgeschlossen werden. Weiterhin beruht der Inhalt dieses Werkes auf persönlichen Erfahrungen und Meinungen des Autors. Der Inhalt darf nicht mit medizinischer Hilfe verwechselt werden.”

IMPRESSUM

2.Auflage (08/2020)

Kontakt:

www.scott-wilbertz.de

kontakt@scott-wilbertz.de

Published by:

Verena Matzke

Käthe-Kollwitz-Str. 38

50181 Bedburg

Korrektorat:

Susanne Herm

Printed in Great Britain
by Amazon

47165978R00061